U0272655

妙手神针

王登旗针灸医案实录

主 编　范郁山　赵彩娇

中国中医药出版社

·北京·

图书在版编目（CIP）数据

妙手神针：王登旗针灸医案实录 / 范郁山，赵彩娇主编 .—
北京：中国中医药出版社，2020.4（2022.7 重印）

ISBN 978 – 7 – 5132 – 6018 – 3

Ⅰ . ①妙… Ⅱ . ①范… ②赵… Ⅲ . ①针灸疗法－医案－
汇编－中国－现代 Ⅳ . ① R245

中国版本图书馆 CIP 数据核字（2019）第 291367 号

中国中医药出版社出版

北京经济技术开发区科创十三街 31 号院二区 8 号楼
邮政编码 100176
传真 010-64405721
三河市同力彩印有限公司印刷
各地新华书店经销

开本 880 × 1230 1/32 印张 5.25 彩插 0.5 字数 113 千字
2020 年 4 月第 1 版 2022 年 7 月第 3 次印刷
书号 ISBN 978 – 7 – 5132 – 6018 – 3

定价 38.00 元
网址 www.cptcm.com

服 务 热 线 010-64405510
购 书 热 线 010-89535836
维 权 打 假 010-64405753

微信服务号 zgzyycbs
微商城网址 https://kdt.im/LIdUGr
官 方 微 博 http://e.weibo.com/cptcm
天猫旗舰店网址 https://zgzyycbs.tmall.com

如有印装质量问题请与本社出版部联系（010-64405510）
版权专有 侵权必究

序

　　王登旗教授是我之师辈，从医 50 余载，备受尊敬。先生医术精益求精，屡有创新，学术造诣深邃，见解独到，2003 年获"广西名老中医"之称誉。

　　先生昔在少时，志于岐黄，依父母之高德，节衣缩食，勤奋求学，终有大成。其既得中医精髓，又积多年临床经验，遍览群书，博采众长，《黄帝内经》《伤寒杂病论》《汤头歌诀》《神农本草经》等多有研阅，尤善针灸之道，擅治疑难病证，屡起沉疴。业界称颂，患者钦佩，口碑极佳，以"妙手神针，医术精湛"誉之。

　　王老先生年轻时入室我国著名针灸学家、北京针灸研究所创建人朱琏前辈门下，为其叩首弟子。受朱琏前辈悉心教导，得其心传，道日以进，术日以精，经年累月，自备心得。朱琏前辈曾曰："针灸之所以能治病，其三大关键是刺激的手法、刺激的部位、刺激的时机。"王老先生谨记先师教诲，擅长缓慢捻进针法，取穴少而精。尤专指针疗法，深谙抑制与兴奋之法，坚信针灸之治神得气，"刺之要，气至而有效，效之信，若风之吹云，明乎若见苍天"。其针法取

1

穴已然深得朱琏前辈之灵韵神体。对于先师之教导，王老先生时时感念于心，在学术上、临床中始终以传扬朱琏针道为己任，其言其行，不负师恩，垂范后学。

王老先生本自寒门学子，持之以恒，登中医之殿堂，入针灸之门室，学验俱丰，自成体系，其间艰辛或许唯有先生自知尔。王老先生始终坚持在临床一线，传针灸之精粹，挽患者于危艰。凡业之大成，贵在其志、其德、其专也。先生以坚忍不拔之志，解难救危，坚持不懈，五十年如一日，成绩瞩目，硕果累累。先生性情敦厚，处事谦和，不独医术精湛，为人亦坦荡。凡事真诚，言行若一，对上不自傲，对下无身架，大医风范，不显自彰。

广西中医药大学针灸推拿学院同道将王老先生学术经验、临床心得汇集成卷，品读之际，获益颇多。喜见先生学有后继，术有传人。谨为之序。

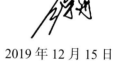

2019 年 12 月 15 日

（庞宇舟，广西中医药大学二级教授，博士研究生导师，享受国务院政府特殊津贴专家，全国第六批老中医药专家学术经验继承指导老师，广西壮族自治区优秀专家，广西名中医）

王登旗简介

王登旗（1934—2019），男，教授，主任医师，硕士研究生导师，广西名老中医。原中国针灸学会理事、广西中医学院（现广西中医药大学）针灸教研室主任、《广西中医药》常务编委、《广西医学》编委，曾任广西针灸学会荣誉会长、广西荔浦县中医院针灸科顾问。

王登旗教授从医 50 余载，师从原中国中医研究院（现中国中医科学院）副院长兼针灸研究所所长朱琏前辈数年，临证强调辨病为先，病证结合，脉证合参，精准取穴，治神与守神并重，擅用各种针灸方法治疗常见病及疑难杂症，治疗病种涉及内、外、妇、儿各科，病证涵盖头、颈、肩、腰、腿痛（骨质增生），风湿关节痛，急、慢性胃病，急、慢性结肠炎，头晕，失眠，眼疾，面瘫，急、慢性鼻炎，中风后遗症，脑瘫，哮喘，痛经，崩漏，不孕不育等。

王登旗教授在繁忙的教学及临床之余兼顾科研，发表了"经络辨证取穴治疗头痛 83 例""针灸治疗呃逆 38 例疗效对比观察""古今针灸处方用穴基本规律研究分析""同名经相应交叉取穴法治疗腕踝关节软组织扭伤 49 例"等学术论文数十篇，参编《现代针灸医案选》《针灸临证指南》等著作 4 部。

编写说明

　　《妙手神针：王登旗针灸医案实录》是广西名老中医王登旗从医 50 多年针灸临证经验、学术思想和学术特点的总结，收录了王登旗教授针灸治疗内科、外科、妇科、儿科、五官科病证及单穴诊疗医案，每个医案后附按语，以使读者了解王登旗教授的诊疗思路。希望本书能给读者以启迪、解惑，造福人类。

　　王登旗教授能将其多年积累的针灸验方和心得公之于众，为当代针灸的研究、传承、发扬作出了有益贡献。大医之心，可窥一斑。

　　在本书编写的过程中，为保持医案的真实性，医案中病史及诊断均是原始病案记录，部分病案因当时没有完善相应西医辅助检查，故缺少西医诊断，特此说明。

　　本书编辑过程中，王登旗教授的弟子赖荣林、刘源林、甘震宝、黄可彬、卢威文、王远祥、韦青利、余捷、罗萍、朱秀兰等提供了宝贵的临床资料，在此表示真诚的感谢！

编委会

2019 年 10 月

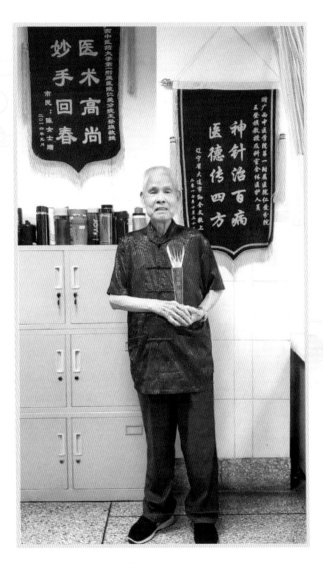

◎ 王登旗在科室（2019 年）

伟大领袖毛主席

指示我们：

中国应当对于人

类有较大的贡献

送给

王登旗同志

朱琏

一九七五年十二月廿四日

于广西壮族自治区南宁市

◎ 恩师朱琏给王登旗题字留念（1975年）

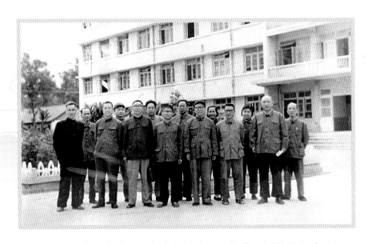

◎ 王登旗（前排左四）参加援助尼日尔共和国首批医疗队，回国后与学院领导合影（1978 年）

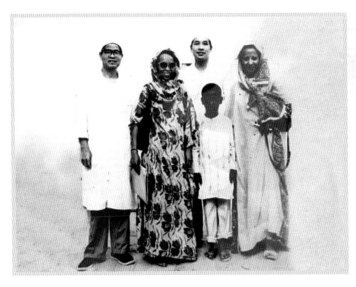

◎ 王登旗在尼亚美首都与针灸学员合影

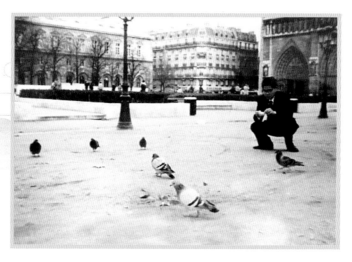

◎ 王登旗参观巴黎圣母院（1986年）

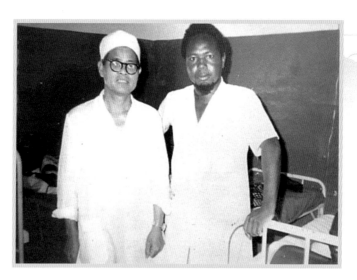

◎ 王登旗在尼日尔共和国马拉迪中心医院与医护人员合影
（1986年）

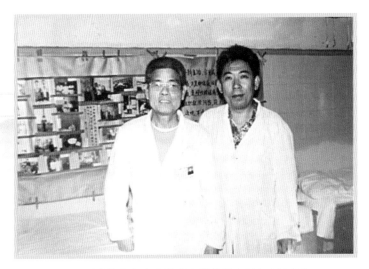

◎ 王登旗与加拿大进修生黎祺平合影（1997年）

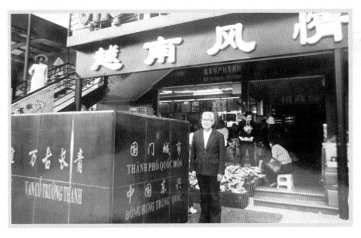

◎ 王登旗赴广西壮族自治区东兴市参加广西中医药大学专家楼组织的活动时摄（2010年）

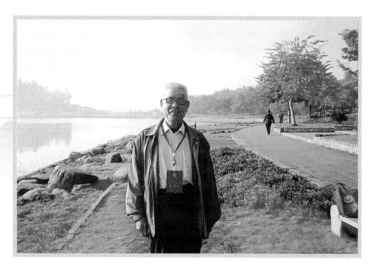

◎ 王登旗参加第十一届国际手法医学与传统疗法学术会议时摄于湖边（2011 年）

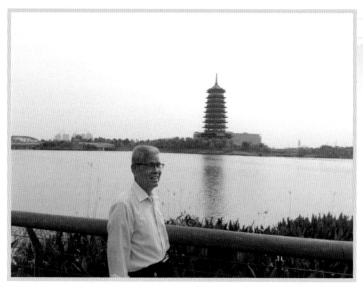

◎ 2018 年春节期间摄于广西壮族自治区南宁市江南公园

作者简介

范郁山，医学博士，教授，广西名中医，博士研究生导师。现任广西中医药大学针灸推拿学院院长、针灸经络研究所所长，广西中医药大学科学实验中心针灸推拿实验研究平台主任。主要社会兼职：广西针灸学会会长，中国针灸学会常务理事，世界针灸学会联合会教育专家委员会委员。

赵彩娇，医学硕士，教授，广西名中医，博士研究生导师。现任广西中医药大学针灸推拿学院副院长、针灸经络研究所副所长。主要社会兼职：广西针灸学会副会长兼秘书长，中国针灸学会理事，中国针灸学会针灸康复学专业委员会常务委员，中国针灸学会教育专业委员会常务委员。

目　录

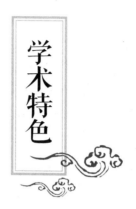

学术特色

一、学术渊源

王登旗教授师从朱琏前辈数年，受其学术思想及临床思维影响较深，在数十年的临床工作中继承和发扬了朱琏的针灸学术思想，成果丰硕，效果显著。

现代生理学说认为，人体或生物体都生活在自然界的外环境中，外环境发生变化时，机体内部必定会做出适应性反应，以保持内环境的稳定。这些反应是通过人体对神经调节、体液调节，以及器官、组织、细胞等的自身调节来完成的。其中，神经调节最为重要，体液调节和自身调节均是在高级神经中枢系统的参与下完成的。所以，高级中枢神经系统在其中起着主导和决定性作用。

20 世纪 50 年代，受巴甫洛夫高级神经活动学说的影响，朱琏提出了其针灸治病理论，即针灸"主要是调整激发机体内部神经系统，尤其是大脑皮层（神经系统的高级部分）的调节机能和管制机能"，并相应采取抑制和兴奋的手法，明确指出，刺激的手法、部位和时机是针灸治病的三个关键。

二、学术特点

（一）重视针刺手法的操作与运用

1.重视进针的手法

朱琏在针灸治疗操作中要求医者要做到"五要"和"五不要"。"五要"是要庄重和蔼，要聚精会神，要细心耐心，要观察病情，要审察感觉；"五不要"是不要轻浮暴躁，不要精力分散，不要粗心大意，不要不看不问，不要乱扯滥谈。王登旗教授指出，高明的医师在临证中要始终坚持这些原则，正如《灵枢·终始》所云："必一其神，令志在针。"王登旗教授临床常用的进针手法主要有3种。

（1）缓慢捻进法

持针：右手拇、食、中三指执住针柄，手臂保持屈肘、举腕和抬手姿势，力量的重心放在腕部，这样可以使捻动的针体转动平稳而垂直，防止穴位皮肤紧张而颤动。

进针：进针前要做到"近、轻、稳"。所谓"近"，就是针尖避开毛孔，接触皮肤。所谓"轻"，就是针尖接触皮肤时要轻，不宜重压，只宜轻触。所谓"稳"，即针尖接触皮肤后手指拿针要稳。

针尖接触皮肤后，要注意"直、虚、留、捻"。"直"即针尖与皮肤要垂直。"虚"即执针柄的手指要稍放松。"留"即稍留针，并观察皮肤有无抵触感，若有抵触，针尖下似有阻力或毛孔竖起。"捻"即手指轻轻地在原位上捻动针柄，但针尖不刺入皮肤，亦不离开针刺位置，每捻动几次稍停一会儿，反复几次，这时针下往往会出现麻或痒感，称之为"皮肤感觉"或"皮肤针感"。此时应抓紧机会"虚捻"，即手指不用力，轻轻捻动针柄，使感觉从局部向附近甚至远端扩散。若不需要产生"皮肤感觉"，可一边捻动针柄，一边稍加压力，逐渐把针刺入皮内，并继续捻进至原定的针刺深度并寻找针感。此过程约需30秒，整个进针过程所需时间，少则1分钟左右，多则可达10分钟。

王登旗教授认为，缓慢捻进法主要有三大临床特点：一是缓慢捻进法手法轻缓，皮肤有痒、麻的感觉，可起到镇静作用，适用于慢性病、心血管病和年老、体虚患者。二是能提高针刺效应，"虚捻"能使"皮肤感觉"更扩展和持续，有利于临床症状的缓解。三是因手指始终接触针柄没有触及针身，能较好地预防感染。

（2）刺入捻进法

用棉球或酒精棉球裹住针体，右手拇、食两指紧捏针体，露出针尖0.5～1cm，对准穴位将针尖稳、准、垂直地接触皮肤，迅速刺入皮肤（穴位），然后根据患者的病情及胖瘦捻动针柄至预定进针深度。此种进针法，适用于长毫针或较长毫针。多用于皮肤极敏感或急需止痛的患者，或肌肉丰厚部位的深刺，可先刺入后再捻进。此法虽然进针较快，能减轻一些疼痛，但有时患者会出现惊跳，产生怕针的恐惧心理，同时针尖容易弯曲，对于高血压、心脏病患者尽量少用此进针法。

（3）快速捻进法

执针的手势像执钢笔一样，以右手拇、食、中三指执针柄，针尖稳、准地接触穴位皮肤，食指向前、拇指向后捻动针柄，突然将针刺入穴位，进入至需要深度时提插抖针疾出；或用拇、食两指的指尖紧捏针柄，针尖对准穴位敏捷有力地在 1～2 秒内刺入。此法适用于短毫针，多用于急救和年龄较小的患儿。

2. 重视进针后的行针手法

针灸治病要想获得较好疗效，除了注意进针方法外，还要讲求进针后的手法，特别是用毫针直刺和斜刺人体深部组织时。因为在临床上并非每一个人、每个穴位都能获得良好的酸、麻、胀、沉重等针感，在得气不够理想时，必须施行有效的行针手法，以达到治疗目的。王登旗教授继承了朱琏前辈常用的行针手法，主要有"进、退、捻、留、捣"等 5 种行针手法。

（1）进

"进"就是把针往下插，或直刺或捻动针柄向下刺入，以"进"来测知患者的感觉，有感觉可以不进。有时为了寻找更好的感觉，可稍微捻进一些。

（2）退

"退"就是把针往上提，或直提或捻动针柄往上提。此法在探寻针感、加强针感或减弱针感时使用。

（3）捻

"捻"就是执针的指头相互搓动，使针不断地捻动。捻针掌握得好，对于出现适当感觉很重要，因进针时要捻，退针时亦要捻。出现针感的轻与重还取决于捻针时指头的"虚"与"实"。"指实"捻动针柄则针感重，"指虚"捻动针柄则针感轻，且感觉放散较远，会出现线条状徐徐波动感。此法可用来加重针感或减轻针感。

（4）留

"留"指针进到一定深度，得气后，不进不退，也不捻转，暂时停在穴位内不动。此法主要用于较长时间的持续性刺激，以巩固已获得的效果。一般疼痛或剧烈性、痉挛性疼痛等均需进行一定时间的抑制，一般留针 15 ～ 30 分钟，有些病证需留针 30 分钟以上，甚至 1 小时左右。

（5）捣

"捣"就是把针向上、下、左、右、前、后进行捣动。本法用于针刺一定深度后未得气，即局部出现"虚状""棉花样"或"豆腐样"时，为了寻找针感或加强针感时采用。

3. 重视起针法

行针达到针刺治病的目的后，将针取出称之"起针"。王登旗教授的起针法主要有轻捻提出法、平稳拔出法和迅速抖出法 3 种。其中以第一种最为常用。

（1）轻捻提出法

医者右手拇、食、中三指执针柄，捻动针柄时应"指虚"地将针轻捻轻提，边捻边提，最后将针轻松地取出。可用于直刺或斜刺方向的深刺和长毫针，分深部、中部和浅部三层起针。其作用是可以避免出血，以及不舒服的后遗感（使患者原有的较强针感逐渐消失），可观察针体是否弯曲，还适用于弯针时起针。如运用得法，起针后患者无不适感觉。

（2）平稳拔出法

用左手食、中两指夹着针体周围压在皮肤上，右手拇、食、中三指"指实"地紧捏针柄，不需捻转，轻巧敏捷地将针体垂直拔出。此法用于较长毫针刺入深部以后的起针，其作用是避免引起重感（除已达到治疗目的，不再需要重感外）或留后遗感（此时针感较重，除有意留下后遗感外）。

（3）迅速抖出法

用右手拇、食、中三指"指实"地执针柄，当把针提到较浅的一定部位时又出现针感，立即把针快速地提插点刺，而后随即抖出。用于短针速刺、浅刺的起针，尤其是急救。其作用是鼓舞人体正气，激发经气，调和气血，促进血液循环。

（二）重视"治神""守气"在针灸临床的应用

《素问·宝命全形论》曰："凡刺之真，必先治神……经气已至，慎守勿失。"其强调了"治神""守气"在针灸治病中的重要性，也表明了"治神""守气"是针灸治病的基本原则。王登旗教授特别重视"治神""守气"在针灸临床的应用。

所谓"治神"，一是在针灸施治前后注重调节医者、患者的精神状态；二是在针灸操作过程中，医者专一其神，意守神气，患者神情安定，意守感传。"治神"需贯穿针灸治病的全过程。医者在施针过程中要遵循《标幽赋》中"目无外视，手如握虎，心无内慕，如待贵人"的原则，达到全神贯注，内养其精，外调其气，不与他人谈笑，不受外界干扰，使精神得以内守，进入神意相守、致意专注的"治神"理想境界。进针时一心一意地只专注在针刺的操作上，做到"必一其神，令志在针"。《备急千金要方·大医精诚》曰："凡大医治病，必当安神定志。"《灵枢·官能》曰："用针之要，无忘其神……语徐而安静，手巧而心审谛者，可使行针艾。"在施行针灸治疗之前，医者必须把针灸治疗的相关事宜告诉患者，使之对针灸治病有一个全面的了解和正确的认识，以便稳定情绪，消除紧张心理，这对初诊和精神紧张患者尤为重要。《灵枢·终始》曰："大惊大恐，必定其气乃刺之。"《素问·举痛论》曰："惊则心无所倚，神无所归，虑无所定，故气乱矣。"可见，对于个别精神高度紧张、情绪波动不定以及大惊、大恐、大悲之人，应暂时避免针刺，以防神气散亡，造成不良后果。而对于一些疑难病证、慢性病或因情志精神因素致病者，在针灸治疗期间要多做细致的思想工作，使患者能够充分认识机体状态、精神因素对疾病的影响和作用，鼓励患者树立并坚定战胜疾病的信心，积极配合治疗，加强各方面的功能锻炼，促使疾病的好转和身体康复。只有在针灸施治前后重视医者、患者的治神，才能获得更好的针感和疗效。

"守气"是指高明的医生在针刺治疗过程中精神集中，全神贯注，辨别患者的气血盛衰虚实情况，以此作为补其不足、泻其有余的依据。一名针灸医生，要态度和蔼，心意专一，全神贯注，精神内守，操作时一心一意。作为患者，亦要神气定，气息匀，精力集中，配合医生，放松地感受"针感"及"气至"。

"治神"与"守气"是充分调动医者、患者两方面积极性的关键措施。医者端正作风,认真操作,潜心尽意,正神守气;患者正确对待疾病,配合治疗,安神定志,意守感传。这样既能体现医者的良好医德,将心理治疗贯穿其中,很好地发挥针灸疗法的作用,提高治疗效果,又能有效防止针灸异常现象和意外事故的发生。

(三)强调针感

针灸时的针感因人而异,主要取决于针刺的部位。一般针刺会有酸、痛、麻、胀等感觉,这种反应称为"针感",亦称"得气"。在《新针灸学》一书中,朱琏将针感总结归纳为13种,即酸、麻、痛、胀、痒、凉、热、抓紧、压重、舒松、触电样、线条牵扯样和线条样徐徐波动。王登旗教授认为,针刺是用针直接刺激人体的腧穴,通过神经调节作用来治病的。针刺治病必须达到一定的针感,有针感才能获得应有的疗效。如《标幽赋》曰:"先详多少之宜,次察应至之气。轻滑慢而未来,沉涩紧而已至。既至也,量寒热而留疾;未至也,据虚实而候气。气之至也,若鱼吞钩饵之浮沉;气未至也,似闲处幽堂之深邃。气速至而效速,气迟至而不治。"

(四)善用特殊疗法治病

1. 善用"灵龟八法"

"灵龟八法"是时间针灸学的重要组成部分,又名"奇经纳卦法"，是运用古代的九宫八卦学说，结合人体奇经八脉气血的会合，取十二经脉与奇经八脉相通的八个穴位（即公孙、内关、足临泣、外关、列缺、照海、后溪、申脉），按照日时干支的推演进行按时取穴的一种针刺疗法，是天人观、整体观在针灸学上的具体运用，是因时制宜原则的范例。"灵龟八法"具有取穴少而精、适应病证广、疗效确切的特点。王登旗教授临床上善用"灵龟八法"治疗各种疾病，且取得了很好的疗效。

2. 善用同名经相应交叉取穴法

所谓同名经，就是阴阳属性名称相同的手足经脉，即手太阳小肠经与足太阳膀胱经、手阳明大肠经与足阳明胃经、手少阳三焦经与足少阳胆经、手太阴肺经与足太阴脾经、手少阴心经与足少阴肾经、手厥阴心包经与足厥阴肝经。同名经相应交叉取穴法，是王登旗教授在山西省尚古愚老大夫提出的同名经相应取穴法的基础上结合自己多年的临床经验提出来的。该法以中医学脏腑、阴阳、经络学说为理论基础，根据《黄帝内经》中缪刺、巨刺、远道刺的原则，即从"病在左取之右，病在右取之左""上病下治，下病上治"等引申而来的取穴方法，如《灵枢·终始》曰："病在上者下取之，病在下者高取之，病在头者取之足，病在腰者取之腘。"所谓交叉取穴法就是在取同名经的对应穴位时，不是取同名经同侧的穴位，而是取同名经对侧相应的穴位。如右足内踝关节扭伤相当于足太阴脾经的商丘穴，不取手上同名经右侧的太渊穴位，而取手上同名经左侧（即对侧）的太渊穴位，以此类推。腕踝关节软组织扭伤后，局部气血凝滞，脉络不通，不通则痛，会出现局部肿胀及正常功能失调诸症，采用同名经相应交叉取穴针刺，并配合活动患部，可促进局部气血流通，络脉畅通，通则不痛，而达到通络止痛、活血化瘀的目的。临床上，穴位的选择：腕关节内侧附近扭伤，取对侧踝关节内侧附近腧穴；踝关节外侧附近扭伤，取对侧腕关节外侧附近腧穴；掌指关节周围扭伤，取对侧跖趾关节周围腧穴等。只取一穴，采用缓慢捻进法进针，得气后继续捻针1～2分钟，留针25分钟，每10分钟行针1次，边行针边令患者活动患部，最后采用边捻边提法起针。每天或隔天针刺1次，一般1～3次即可获效。

3. 善用单穴

针灸选穴，穴不在多，而贵在精。单穴治病，具有操作方便、疗效迅速、治病范围广泛、经济实惠等特点，从古至今备受历代医家的认可。只要辨证准确，取穴用法得当，一针一穴，一病一证，对于多种急慢性疾病、疑难杂症亦可起到立竿见影之效。王登旗教授从医50余年，积累了丰富的单穴治疗多种疾病的经验，如用手三里穴治疗肠套叠、列缺穴治疗气机紊乱引起的疼痛、阳陵泉穴治疗肩周炎、攒竹穴治疗面痛、悬钟穴治疗落枕、止痛灵穴止痛、人中穴治疗急性腰扭伤、承山穴治疗痔疮、养老穴治疗落枕、照海穴治疗慢性咽炎等，均效果良好。

（五）重视患者依从性

患者依从性也称顺从性、顺应性，指患者按照医生规定进行治疗、采取与医嘱一致的行为。针灸临床患者以慢性病、疑难杂症为多，通常治疗时间较长。要想取得良好疗效，既需要医生的高超医术，也需要患者的积极配合。如《素问·移精变气论》曰："闭户塞牖，系之病者，数问其情，以从其意，得神者昌，失神者亡。"王登旗教授认为，患者的主动配合能够增强对医生的信任度，减少不必要的焦虑，使治疗更顺利、有效进行。针灸过程中，患者放松的心情能使其肌肉放松，医生能轻松进针并观察患者的反应，从而及时作出判断，便于治疗工作的实施，进而提高疗效。

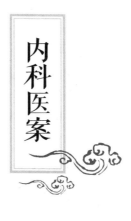

内科医案

感冒案

◆案一

温某，男，49岁。初诊时间：1980年3月4日。

主诉：鼻塞、流清涕3天。

现病史：患者3天来头微晕，鼻塞、流清涕，咳嗽有痰、痰色白清稀，恶风寒，无发热，口淡无味，纳寐欠佳，曾在某卫生所诊治，予服银翘片两天未效，遂要求针灸治疗。

查体：精神尚可。舌淡，苔薄白，脉浮紧。

中医诊断：感冒（风寒型）。

治则：解表宣肺，祛风散寒。

取穴：大椎、足三里（双）、合谷（双）、曲池（双）、外关（双）。

治疗过程：采用缓慢捻进法进针，大椎得气后不留针，用迅速抖出法起针，起针后加雀啄灸80次。其他穴位用平补平泻法，留针20分钟。

二诊：昨日针灸后诸症大减，取穴手法同前。

三诊：感冒基本痊愈，取足三里（双）、外关（双），艾条温和灸，各灸10分钟。

3月7日随访得知，感冒已痊愈。

◆案二◆

吴某，男，25 岁。初诊时间：1980 年 3 月 29 日。

主诉：头痛、鼻塞、流涕 4 天。

现病史：头痛、鼻塞、流涕 4 天，经卫生所诊治，服药两天未效（药物不详），今早来诊。症见头痛，鼻塞流涕，咳嗽，痰色白清稀，肩背不适，纳食欠佳，小便清。

查体：精神略差。舌淡，苔薄白，脉浮紧。

中医诊断：感冒（风寒型）。

治则：解表宣肺，祛风散寒。

取穴：大椎、外关（双）、足三里（双）。

治疗过程：采用缓慢捻进法进针，先针大椎，得气后捻针 1 分钟，使感觉往上、下放散，用迅速抖出法起针，然后施雀啄灸 80 下；接着针刺足三里和外关穴，得气留针 20 分钟。

次日二诊：自觉全身已舒服，仅头微痛。守原法再治疗 1 次。但仍觉头有些痛，遂针刺风池（双），并于大椎穴加温和灸 10 分钟而愈。

◆案三◆

农某，男，26 岁。初诊时间：2014 年 11 月 3 日。

主诉：头痛、鼻塞、流涕 3 天。

现病史：自述 3 天前的早上外出受凉后出现头痛、鼻塞、流清鼻涕、咳嗽等症，咳痰白色、清稀易出，伴见肢体酸痛乏力、小便清等。曾在当地医院治疗，效果不佳，遂来我科就诊。

查体：精神一般。舌淡，苔薄白，脉浮略紧。

中医诊断：感冒（风寒型）。

治则：祛风散寒，解表宣肺，温通经络。

取穴：大椎、风池（双）。

治疗过程：采用缓慢捻进法进针，得气后捻针30秒钟，用迅速抖出法出针，然后每穴施雀啄灸100下。治疗后，鼻塞、流清涕、咳嗽、咳痰等症减轻。

第3天随访，上述症状消失而病愈。

◆案四◆

杨某，女，27岁。初诊时间：1964年9月9日。

主诉：头痛、身热半天。

现病史：患者今晨自觉全身不适，头痛，后枕部胀闷，继而咳嗽有痰。恶寒发热、热多寒少，咽痛口干，胸闷纳呆，小便黄短，未解大便。到某工厂卫生所诊治，后转到针灸科治疗。

查体：精神欠佳，全身发热，面赤，体温40.1℃，脉搏100次/分。舌红，苔薄黄，脉浮数。

中医诊断：感冒（风热型）。

治则：散风热，肃肺气，利咽喉。

取穴：

第1组：曲池（左）、足三里（右）、合谷（左）、少商（双）、大椎。

第2组：悬厘（双）、阳陵泉（左）。

治疗过程：用 1 ～ 1.5 寸毫针，采用缓慢捻进法进针，先取第 1 组穴位，前 3 穴得气后用泻法，留针 15 分钟，每 5 分钟行针 1 次；大椎进针得气后，不留针，用迅速抖出法起针，起针后施雀啄灸 40 下；少商穴（双）用三棱针点刺放血数滴。

晚上二诊：经上午针灸后症状明显减轻，但两太阳穴附近仍微痛，咳嗽有痰、色白而稠，咽喉微痛，口干欲饮，不欲纳食，口苦，身微热，脉沉微数，脉搏 86 次 / 分，体温 37.3℃。取第 2 组穴位治疗，即对症循经取足少阳胆经悬厘（双）、阳陵泉（左），留针 15 分钟，每 5 分钟行针 1 次，起针时头微痛消失。

第 2 天到患者住处随访，头痛、咽痛等症消失，体温已正常，感冒已痊愈。

◆案五◆

朱某，女，3 岁半。初诊时间：1968 年 12 月 5 日。

主诉：身热、咳嗽 3 天。

现病史：其母代述，患儿近 3 天咳嗽有痰，身热出汗，纳食差，几天来体温在 38 ～ 39.5℃之间，经服药（药物不详），热仍不退。

查体：体温 39.5℃，一般情况尚好。舌淡，苔薄白微黄，脉浮数。

中医诊断：感冒（风热型）。

治则：宣散风热，清肃肺气。

取穴：大椎、曲池（双）、足三里（双）、少商（左）、商阳（右）。

治疗过程：大椎、曲池、足三里用缓慢捻进法进针，得气后用迅速抖出法起针，大椎针后加雀啄灸50下；少商（左）、商阳（右）等穴以三棱针点刺放血。

次日二诊：热退汗止，诸症基本消失，1次而愈。

1周后随访，未见复发。

【按语】案一患者因风寒之邪侵袭，致卫阳被郁，清阳不振，故取督脉、手阳明经穴为主。督脉有总督诸阳经的作用，大椎主一身之阳，是诸阳之会，故取此穴有宣阳和阴、解表退热的作用，能振奋全身阳气；合谷、曲池分别为手阳明大肠经之原穴、合穴，二穴并用，有疏风解表、清肺热、退热邪之作用；足三里是足阳明胃经合穴、土穴，有健脾胃、强壮益气之效，可增强人体抗病能力，促进气血运行和机能恢复；外关为手少阳三焦经络穴，有疏风解表、泄热清里之用。

案二、案三患者均属风寒证，故均取大椎振奋全身阳气，且均加艾条灸以祛风散寒，温通经络。案二患者兼纳食欠佳，故加足三里。

案四患者因风热之邪侵袭肺卫，肺气不宣而致风热感冒。大椎宣阳和阴，解表退热；合谷、曲池可清肺气，退热；足三里强壮益气，增强人体抗病能力，促进气血运行和机能恢复；少商是肺经井穴，用三棱针点刺放血可清热利咽止痛；悬厘、阳陵泉为足少阳胆经之穴，针之能疏通少阳经气，散风热而达清热镇痛之目的。

案五同为风热之证，治以宣散风热，清肃肺气，取手足阳明经及督脉经穴为主。

疟疾案

◆案一◆

王某，男，23 岁。初诊时间：1964 年 2 月 1 日。

主诉：发冷发热 7 天。

现病史：患者于春节期间全身发冷发热 7 天，均于每天下午 18 时发作，开始背部怕冷，晚上发热，体温较高，伴头晕头痛、口苦、胸腹胀满、四肢无力等。曾服中药治疗，未见明显效果，现要求针灸治疗。

查体：面色微赤，精神欠佳，体温 37.8℃。舌淡，苔薄白，脉细数。

中医诊断：疟疾（邪伏少阳型）。

西医诊断：疟疾（一日疟）。

治则：清热解表，疏解少阳。

取穴：间使（左）、后溪（右）、大椎。

治疗过程：取 1 ～ 1.5 寸毫针，采用缓慢捻进法进针。间使、后溪用泻法，留针 20 分钟，每隔 5 分钟行针 1 次；大椎穴进针后得气不留针，用迅速抖出法出针，并用艾条雀啄灸 50 下，每日 1 次。

2 月 2 日晚二诊：诉昨天晚上 10 点多治疗后，夜里 2 点多身微微热，头晕头痛大减。

三诊：诉昨天针灸后病未见发作，精神好转，四肢有力。为巩固疗效，再针灸两日，每日1次，穴位、手法同前。

5天后随访，病痊愈。

◆案二◆

黎某，男，27岁。初诊时间：1988年12月27日。

主诉：发热发冷12天。

现病史：患者于12月12日与同乡3人共饮蛤蚧酒3瓶、白酒1瓶，酒后醉卧36小时之久，醒后无任何不适，照常上班。自12月16日起每天晚上10点以后出现发冷发热现象。先冷后热，体温高达40.5℃，但1个多小时后不经服药而汗出热退。曾在当地医院诊治无效。12月23日转到广西壮族自治区民族医院门诊部就诊，住观察室治疗5天，病情如初。后采血送区人民医院、区防疫站检查疟原虫及钩端螺旋体等，均为阴性。12月27日晚经同乡介绍进行针灸治疗。

查体：精神欠佳，身有微热，体温37.6℃。舌淡，苔薄黄腻，脉微弦数。

中医诊断：疟疾（邪伏少阳型）。

西医诊断：疟疾。

治则：清热散寒，疏解少阳。

取穴：大椎、曲池（左）、足三里（右）、间使（左）。

治疗过程：采用缓慢捻进法进针。大椎穴不留针，进针得气后用迅速抖出法出针，并加雀啄灸50次，每日1次；后3穴用泻法，留针20分钟。

12月28日晚二诊：自述昨晚8点多治疗回去后，夜里

3点多钟恶寒发热减轻，但仍头晕头痛，体温37℃。取曲池（右）、足三里（左）、间使（右）按前法施治。

三诊：诉昨晚针灸后至今未发冷发热，食欲稍增，尚觉头微晕，全身乏力。仍按前法施治。

四诊：诉寒热往来3日未发，精神、食欲均佳，疗效稳定，但头仍微晕，继按前法施治巩固疗效。

1个月后随访，病已痊愈。

【按语】寒热之证的病因有内伤与外感之分。

案一每日发作1次，称一日疟，治以清热解表，疏解少阳，穴取大椎针刺不留针，加艾条雀啄灸50下。大椎穴居督脉，为诸阳之会，有宣阳和阴、解表退热之用，能振奋全身阳气，为截疟之要穴；后溪为手太阳小肠经穴，为八脉交会穴之一，通于督脉，能宣发太阳经气，可引邪外出，为治疗疟疾之要穴；间使为手厥阴心包经的络穴，亦是治疗疟疾要穴。张介宾《类经图翼·针灸要览》说："疟疾，灸大椎，久疟，取间使。"取此3穴以调和营卫，平衡阴阳，增强机体抗病能力，获除寒热、疗疟疾之效。

案二之病起于酗酒，酒为标热而本温，主发泄，酒后腠理疏，毛窍开，风寒之邪趁虚而入。风寒湿合邪，出于阳则热，故寒热乃作如疟状。人身十二经脉，阴阳各半，阳之会，督脉也；阴之海，任脉也。大椎穴乃手足三阳与督脉之会，故治疗以大椎为主，清热散寒，辅曲池、足三里、间使调和营卫，增强抗病能力，如此恶寒发热迅速平稳。该病例虽未查到疟原虫，但从证候上看有"寒热往来"，仍属中医学"疟疾"范畴。

中医治疟，证候上着眼于寒热发作有时，病位上着眼于半表半里。临床实践证明，对许多西医学难以做出明确诊断的病证，针灸是理想的治疗方法之一，若按辨证论治原则施治则获效迅速。

面瘫案

◆案一◆

黎某，男，35 岁。初诊时间：1968 年 12 月 5 日。

主诉：口眼㖞斜两天。

现病史：患者前天在家乡乘车途中吹风，昨日晨起觉面部不适，漱口时左侧口角漏水，发现口眼㖞斜，今天上午来诊。症见左侧额纹消失，左眼不能闭合，口角㖞向右侧，左侧鼻唇沟明显变浅，鼓腮漏气。

查体：左侧额纹消失，左上眼睑松弛，左眼不能闭合，眼裂约 0.4cm，口角㖞向右侧，左侧鼻唇沟明显变浅，皱眉、鼓腮等动作不能完成。舌淡，苔薄白，脉浮略数。

中医诊断：面瘫（风寒型）。

西医诊断：面神经炎。

治则：祛风散寒，温通经络，调和气血。

取穴：攒竹（左）、阳白透鱼腰（左）、四白（左）、地仓透人中（左）、颊车透地仓（左）、翳风（左）、风池（左）、合谷（右）。

治疗过程：上述穴位每天取 5～6 穴，除合谷取右侧外，其余均取患侧，采用缓慢捻进法进针，得气后用平补平泻法，接 G6805 治疗仪，通电 30 分钟，用神灯照射左侧面部。治疗 3 次后，症状稍有减轻；治疗 10 次后，症状明显减轻；针到 15 次，额纹显露，口眼喝斜症状消失而告痊愈。观察两周，病未复发。

◆案二◆

吴某，男，30 岁。初诊时间：1980 年 3 月 4 日。

主诉：口眼喝斜 4 天。

现病史：患者 5 天前患感冒发烧，服药发汗后夜间临窗睡觉，复感风寒之邪。第 2 天自觉右侧面部麻木，右眼闭合不全，口角向左侧喝斜，吃饭时食物积滞于右颊部，当时症状较轻，继则加重。到当地医院诊治，诊断为面神经麻痹，经内服中西药后症状明显减轻，但口角仍喝斜，眼闭不拢，经朋友建议寻求针灸治疗。

查体：右额纹未完全显露，右眼睑不能闭拢，眼裂约 0.2cm，口角往左侧喝斜。舌淡，苔薄白，脉沉。

中医诊断：面瘫（风寒型）。

西医诊断：面神经炎。

治则：温通经络，调和气血，扶正祛邪。

取穴：攒竹透鱼腰（右）、阳白透鱼腰（右）、瞳子髎（右）、颊车透地仓（右）、地仓透人中（右）、翳风（右）、合谷（左）、足三里（右）、下关（右）。

治疗过程：上述穴位每次取 6～7 个，除合谷取左侧外，其余均取患侧，采用缓慢捻进法进针，得气后用平补平泻法，接 G6805 治疗仪，通电 30 分钟，用神灯照射右侧面部。治疗 5 次，症状有所减轻；治疗 15 次，症状明显减轻，眼能闭合，口角稍微㖞斜；治疗 20 次后，口角㖞斜消失，额纹显露而告病愈。

◆案三◆

李某，女，25 岁，初诊时间：2006 年 10 月 4 日。

主诉：右侧面颊麻木、口角㖞斜 4 天。

现病史：患者于 9 月 30 日晚洗澡后汗出较多，之后在室外乘凉，当晚睡觉前自觉右耳不适。第 2 天起床时自觉右侧面颊部麻紧，眼闭不拢，口角向左侧㖞斜。患者已怀孕 6 个月，曾到医院诊治，怕服药后对胎儿有影响，遂于今日到我院专家楼要求施以针灸治疗。

查体：语言清楚，右额纹消失，眼闭不拢，眼裂约 0.1cm，右侧鼻唇沟变浅，鼓腮漏气，不能做皱眉、露齿、吹哨等动作。舌淡，苔薄白，脉滑数。

中医诊断：面瘫（风寒型）。

西医诊断：面神经炎。

治则：疏风散邪，温通经络。

取穴：

第 1 组：阳白透鱼腰、四白、地仓透人中、下关、翳风（均取右侧）。

第 2 组：攒竹透鱼腰、瞳子髎、颧髎透人中、颊车透地仓、风池（均取右侧）。

治疗过程：上述两组穴位每天用 1 组，交替使用，用

1～1.5寸毫针，采用缓慢捻进法进针，得气后用平补平泻法，用神灯照右侧面部，留针30分钟，每10分钟行针1次。

采用上法治疗4天后症状明显好转，第6天面瘫基本痊愈。

◆案四◆

黄某，女，26岁。初诊时间：2012年9月17日。

主诉：左侧面颊麻木、口角㖞斜5天。

现病史：患者6天前睡觉时吹风扇，第2天起床时自觉左面颊部麻紧，继则症状加重，口角向右侧㖞斜，因怀孕（33周）又是双胞胎，不敢服药治疗，曾到其他医院针灸1次，后经熟人介绍，来我科要求针灸治疗。

查体：患者精神一般，左额纹消失，左眼闭不拢，眼裂约0.3cm，口角往右侧㖞斜，左侧鼻唇沟变浅。舌淡，苔薄白，脉弦滑而数。

中医诊断：面瘫（风寒型）。

西医诊断：面神经炎。

治则：疏风散邪，温通经络。

取穴：

第1组：阳白透鱼腰、四白、地仓透人中、下关、翳风（均取左侧）。

第2组：攒竹透鱼腰、瞳子髎、颧髎透人中、颊车透地仓、风池（均取左侧）。

治疗过程：上述两组穴位，每天用1组，交替使用，用

1～1.5寸毫针，采用缓慢捻进法进针，得气后用平补平泻法，用神灯照右侧面部，留针30分钟，每10分钟行针1次。

经过4天治疗后症状好转，治疗10天后面瘫诸症基本消失，再针灸两次而愈。

【按语】案一、案二患者均为风寒之邪侵袭手足阳明经，致面颊部经络阻滞，气血运行不畅，经脉失养而病。治以祛风散寒、温通经络、调和气血为原则，取手足阳明经的地仓、颊车、合谷等穴位针刺，以疏通经络，调和气血；足太阳经的攒竹及手足少阳经的翳风、阳白、风池等穴位可祛风散寒，疏经活络；鱼腰为经外奇穴，有振奋经气、祛风明目之功。案二因感冒后复感风寒之邪，身体比较虚弱，风寒之邪乘虚侵袭面颊部而患面瘫，故除取上述穴位之外，再加足三里强壮益气，扶正培元，促进气血运行和功能恢复。

案三、案四均为孕妇，怀孕期间受风寒之邪，致面颊部经络受阻，气血运行不畅，局部络脉失养而病。治疗以疏散风寒之邪、温通经络为主，取穴以阳明经、少阳经为主。阳明经为多气多血之经，少阳经穴可以增强疏散风寒之力，加上针后采用神灯照射局部，以促进气血运行。气血运行通畅，局部络脉得到濡养，故而病愈。

上述4个病例的治疗有几点体会：①以往治疗面瘫在取穴方面，除局部取穴外还取手足有关穴位，如合谷、外关、足三里、太冲等，本次病例（案三、案四）只取局部穴位治疗而获明显疗效。②从治疗效果看，案三、案四大大缩短了疗程，如案三6天治愈，案四症状较重，眼闭不拢，眼裂

0.3cm，只治疗 10 天基本痊愈，再治疗两次巩固，共 12 次，病告痊愈。③本人以往治疗面瘫多进针得气后加电针刺激，但时间较长，今后治疗面瘫不一定要取手足有关穴位和加电针刺激。

面 痛 案

◆案一◆

商某，男，40 岁。初诊时间：1964 年 10 月 5 日。

主诉：右前额阵发性疼痛 1 年余，加重两个月。

现病史：患者 1 年半前因受风寒，突然右前额抽痛，呈刀割样、阵发性疼痛，且放射到上眼睑、鼻根及头顶。开始 1 个月发作 3～4 次，每次持续 1 分钟左右，均于说话、洗脸、刷牙时发作。曾到某医院诊治，诊为三叉神经痛（第一支），经服药疼痛稍缓解。近几个月来服用西药仅能暂时控制 1～2 小时。

查体：痛苦面容，面无光泽，右侧眉棱骨有触及痛，感觉无异常。舌淡，苔白腻，脉弦而细。

中医诊断：面痛（风寒型）。

西医诊断：三叉神经痛（第一支）。

治则：祛风散寒，疏通经络，通经止痛。

取穴：攒竹透鱼腰、太阳（右）、风池（右）、合谷（双）、外关（右）。

治疗过程：上述穴位每次取 3～4 穴，用 1～1.5 寸毫针，采用缓慢捻进法进针，得气后用轻按重提泻法，留针40分钟，每10分钟行针1次，直至针感出现。

针灸治疗两次后，疼痛明显减轻，共针灸6次疼痛止，再巩固治疗两次。

半个月后随访，疼痛未见复发。

◆案二◆

施某，女，65岁。初诊时间：2012年5月4日。

主诉：右面颊部、下眼睑阵发性痛1月余。

现病史：患者1个月前感冒，症见身热，咳嗽。经治疗感冒愈，突然出现右侧面颊部、眼外角、下眼睑等处疼痛，疼痛呈刀割、针刺、闪电样，每次1～2分钟，1天3～4次，疼痛从下眼睑放散到颧部、鼻侧、上唇及上牙。开始较轻，继而加重，发作亦频繁，疼痛从外眼角放散到右颞部。曾到某医院诊治，诊断为三叉神经痛，经服药、静滴后症状有所缓解，但每次疼痛发作时眼泪、鼻水均往外流，伴食欲欠佳，3天未解大便。经熟人介绍，特到我院要求针灸治疗。

查体：神清，痛苦面容，流涎，目赤，四白穴局部有压痛感。舌淡，苔薄黄而腻，脉数。

中医诊断：面痛（风热型）。

西医诊断：三叉神经痛（第二支）。

治则：清散风热，通经活络，调理脾胃，除积排便。

取穴：四白、下关、颧髎、手三里、合谷、足三里、太阳。

治疗过程：上穴分为3组。

第1组：四白（右）、下关（右）、合谷（左）、手三里（双）。

第2组：颧髎（右）、下关（右）、足三里（双）。

第3组：四白（右）、太阳（右）、手三里（双）、足三里（右）。

每天用1组，10天为1个疗程，用1～2寸毫针，采用缓慢捻进法进针，进针得气后，用G6805治疗仪，选用连续波，慢慢调高至患者感觉舒适为宜，留针40分钟，局部加神灯照射。

二诊：经第1天上午治疗后，下午已解大便，面颊部疼痛稍减，用第2组穴位治疗，手法同前。

三诊：两天均有大便，疼痛又减。

共针灸10次，疼痛明显减轻，休息5天，再进行第2疗程。第2疗程结束，面颊、眼睑痛已止。休息5天，再施行第3疗程，巩固疗效。治疗过程中，面痛未发作，睡眠、纳食均正常，大便亦正常。

1个月后随访，面颊痛未见发作。

【按语】面痛是指面颊抽掣、疼痛。西医学称三叉神经痛，三叉神经为混合神经，是十二对脑神经中的第五对，遍布在左、右两侧，各又分为一、二、三支。第一支分布在额部中间伸到鼻的上部直至鼻尖，但不包括鼻翼，两边伸延至两眼的外眦角。其疼痛在前额、上眼睑、眼球和鼻根至颅顶，压痛点在眶上孔（眶上神经穿过眼眶上缘后的转弯处）。第二支分布在外眦角的外侧和眼下、鼻下部，包括鼻翼、上颌部。此支疼痛在下眼睑、颧部、鼻侧、上颌、上唇及上牙，压痛点在眶下孔。第三支分布在下颌部、颞部（耳前上方），其疼痛在下颌、下唇、颊黏膜，称为下颌神经痛，压痛点在颏关（神经从颏孔穿出的地点）。

中医经络学说认为，本病乃风寒、风热之邪侵袭面部，使手足阳明、少阳筋脉受阻，络脉不通，气血运行不畅而致面痛。

西医学认为，本病的发生有以下几点因素：①各种在骨孔内造成神经压迫的因素，如三叉神经通过骨孔部有骨膜炎，下颌外伤及硬结性的瘢痕等。②传染性疾病是激发神经痛的诱因，如流行性感冒、疟疾、齿病、耳病等。③三叉神经分布区的疾病，如鼻腔、牙齿、耳内疾病。④口、舌运动或外来的刺激，如说话、吃饭、洗脸、受风等。

本病中医常采用针灸治疗，以疏通经络、清热散寒为主，以镇痛、调理肠胃、排除积便。治疗方案如下：①第一支为手足少阳经脉经过部位，取穴以这两条经为主，借以疏通经络之气，达通则不痛之目的，取太阳、攒竹透鱼腰、外关、风池、合谷等，用强刺激泻法，留针30～40分钟，每10分钟行针1次。②第二支为手足阳明经脉经过部位，取穴以手足阳明经穴为主，以疏通局部经气而达镇痛、调理肠胃、排除积便的作用。取四白、下关、颧髎、合谷、足三里等，每次取2～3穴，用泻法。③第三支为手足阳明经脉和手少阳经脉经过之部位，取穴以这三条经为主，以疏通阳明、少阳经脉，使局部气血流行无阻，疼痛即止。

上述两案面痛，案一属风寒型，为三叉神经第一支痛，治以祛风散寒，通经止痛，取手足少阳经穴为主治疗。治疗时以泻法为主，而且一定要有较强的针感，方能达到止痛效果。案二属风热型，为三叉神经第二支痛，治以清散风热，调理肠胃，除积排便，取手足阳明经穴为主治疗。针刺得气后加电治疗 40 分钟，效果更好。

以往的临床实践证明，针灸治疗面痛具有经济、方便、安全等优点，治疗过程配合调理肠胃、除积排便，保持大便通畅可以取得更好的疗效。

落 枕 案

◆案一◆

患者，男，35 岁，尼日尔人。初诊时间：1986 年 8 月 18 日。

主诉：左颈项强痛 4 天。

现病史：患者于 8 月 14 日晨起床时自觉左侧颈项强痛，转侧不利，俯仰受限，经本地卫生所诊治，服药后症状未减，经介绍找中国医疗队针灸治疗。

查体：颈项强直，头不能左右回顾，斜方肌及胸锁乳突肌处压痛比较明显。舌淡，苔薄，脉浮紧。

中医诊断：落枕（风寒袭络型）。

西医诊断：急性颈痛。

治则：祛风散寒，通经活络。

取穴：养老（左）、风池（左）。

治疗过程：用 1～1.5 寸毫针，采用缓慢捻进法进针，得气后继续捻针数分钟，用平补平泻法，留针 10 分钟后把风池穴针取出。养老穴继续留针 25 分钟，中间行针 3 次，每次行针 3 分钟，边捻针边令患者活动颈项部，疼痛明显减轻。第 2 次行针时颈项部疼痛基本消失，起针时颈项部疼痛消失，颈部活动自如，治疗 1 次病愈。

1 周后随访，未见复发。

◆案二◆

彭某，女，31 岁。初诊时间：2013 年 5 月 9 日。

主诉：左颈部胀痛两天。

现病史：患者于 5 月 7 日晨起床时头部左右转动不便，局部外用膏药疼痛稍缓解。为求进一步治疗，特来就诊要求针灸治疗。

查体：神志清，痛苦病容，颈项部局部无红肿，后枕部附近相当于风池、肩井穴周围均有压痛，头向左转动及头前屈后仰等动作均受限。舌淡红，苔薄黄，脉细数。

中医诊断：落枕（风寒袭络型）。

西医诊断：急性颈痛。

治则：祛风散寒，通经活络。

取穴：养老（左）。

治疗过程：用缓慢捻进法进针，得气后继续捻针 1 ～ 3 分钟，留针 25 分钟，中间行针 3 次，每次行针时令患者活动颈部。起针时疼痛完全消失，颈项部活动自如。

【按语】案一患者因睡眠时姿势不当，风寒之邪侵袭，阻遏太阳与阳明经筋，使颈项部经气受阻，络脉不通，气血运行不畅，不通则痛而成本病。取左侧风池、左侧养老，进针得气后留针25分钟，其中风池穴留针10分钟，养老穴每次行针3分钟，边捻针边令患者活动颈项部，颈项部疼痛很快消失，活动自如，只针刺1次告痊愈。

案二属风寒之邪侵袭，颈项部经脉闭阻，络脉不通，气血运行不畅，不通则痛所致落枕。治以祛风散寒，舒筋活络。养老穴是手太阳经的郄穴，郄穴可以治疗本经脏腑的急性病证。根据手太阳小肠经脉循行到达颈项部并与督脉相交会之理，采用远端循经取穴，取养老穴以激发小肠经，进针后配合活动局部，落枕之症得以缓解。

肌痹案

朱某，男，27岁。初诊时间：1968年3月5日。

主诉：右膝关节内侧疼痛3个月。

现病史：患者右膝关节内侧疼痛已3个月，到某针灸门诊部针灸治疗1个多月，疼痛未见减轻，后主治医师请我会诊。

查体：疼痛位于右内膝眼上缘，即骨头边缘，似食指大，按则痛甚，但局部无红肿。舌淡，苔白腻，脉濡缓。

中医诊断：肌痹（寒邪阻络型）。

治则：温通经络，调和气血。

取穴：阿是穴。

治疗过程：在病痛处（阿是穴）用扬刺法针刺5针（即中间1针，上下左右各1针）。进针得气留针30分钟，针后

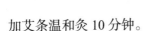

加艾条温和灸 10 分钟。

第 2 天二诊：诉昨天针灸后疼痛减轻，要求继续针灸。共针灸 3 次，疼痛完全消失。为了巩固疗效，再针灸两次。

3 个月后随访，病未复发。

【按语】本病属"痹病"范畴，多因起居失调，卫气不固，腠理空疏，寒湿之邪乘虚而入，经络闭阻，气血运行不畅，寒湿之邪客于皮肤，而致肌肤疼痛。其疼痛特点是在四肢关节附近骨头边缘固定性疼痛，且不向其他部位放散，按之痛剧，难以忍受。《素问·长刺节论》曰："病在肌肤，肌肤尽痛，名曰肌痹。"即病邪侵袭于肌肉皮肤时，则肌肉皮肤疼痛者称肌痹。朱琏称之为"肌皮神经痛"。本病治以温通经络，调和气血。气血通畅，通则不痛。本案采用扬刺法，效果满意。

痿证案

患者，男，26 岁，尼日尔人。初诊时间：1985 年 9 月 3 日。

主诉：左手拇指疼痛，食指及腕部以下发麻下垂 7 天。

现病史：患者于 8 月 8 日早上起床后自觉左手拇指疼痛，开始较轻，继而加重，食指及腕部以下发麻，且五指至手掌均下垂，曾到马拉迪省中心医院外科就治，诊为左桡神经损伤。服药、静滴 5 天（药物不详），未见好转，后来针灸科治疗。

查体：神清，营养中等，患手不能伸指及内、外伸展，手指尖及手掌部均下垂，尤以拇指、食指为甚，且微痛。舌淡，苔薄白，脉沉。

中医诊断：痿证（气血瘀滞型）。

西医诊断：桡神经损伤。

治则：疏通经络，通调气血。

取穴：合谷、曲池、阳溪、温溜、太渊、外关、列缺。

治疗过程：上述穴位分为5组。

第1组：合谷、曲池（左）。

第2组：阳溪、太渊（左）。

第3组：列缺、温溜（左）。

第4组：阳溪、温溜（左）、外关（左）。

第5组：阳溪、合谷（左）。

每天取1组，用平补平泻法，留针20分钟。

第1天取第1组，用1～1.5寸毫针，采用缓慢捻进法进针，进针后合谷酸胀感往手指及腕关节放散，曲池针感往下放散到腕关节周围，留针20分钟，中间每5分钟行针1次。

9月4日二诊：诉治疗后症状未减，取第2组，进针手法同前。进针后阳溪穴感觉往拇指、食指放散，太渊穴感觉往上放散至前臂，下至拇指。

9月5日三诊：病情如旧，取第3组治疗。进针后列缺酸胀感放散到拇指、食指，向上放散到前臂，温溜（左）针感同前。

9月6日四诊：经过3天治疗，情况好转，取第4组穴。进针后阳溪、温溜针感同前述，外关（左）进针后感觉往下放散至腕关节、中指、无名指，往上放散至前臂。

9月8日五诊：情况继续好转，取第5组穴。进针后感觉往上、下放散。

9月10日、11日、12日分别取第1组、第2组、第3组，手法同前。

9月15日九诊：左手症状明显好转，取第4组穴。进针后感觉同前。

9月16日十诊：经9次治疗，情况继续好转，左手指活动及向内、向外伸展正常，手指尖及掌部下垂基本消失。取第5组穴，针刺手法同前。

9月17日十一诊：经过10次治疗，左手指能放平。再用第5组穴，针刺感觉、手法均同前。起针时左手完全恢复功能。

9月26日随访，未见复发，左手活动正常。

【按语】桡神经损伤是在手背桡侧有皮肤感觉缺失区，但因临近神经的代偿关系，感觉缺失不明显，或仅为感觉减退。桡神经损伤后，腕关节不能背伸至腕下垂，掌指关节不能伸直，拇指不能背伸和桡侧外展。本病属中医学痿病，采用《素问·痿论》的"治痿独取阳明"进行治疗。方中合谷为本经原穴，又是四总穴之一；曲池属手阳明大肠经合穴，又是十三鬼穴之一；温溜为大肠经郄穴，郄穴可以治疗本经的急慢性病；阳溪为本经的经穴，四穴均为手阳明大肠经腧穴，针之均有疏通经络、调和气血的作用。列缺为肺经的络穴，八脉交会穴之一；太渊为肺经的原穴，具有通调肺气、理气调血之功；外关属手少阳三焦经之络，八脉交会穴之一，有通经活络、调和气血之功。诸穴合用，针之而通经活络，疏调气血。气血运行通畅，局部经脉、络脉得到滋养，故而取效。

遗 精 案

沙某，男，26岁。初诊时间：1967年7月15日。

主诉：梦遗1个月。

现病史：患者晚上做梦遗精，每周2～5次，开始较轻，继而加重，至今已1个多月，经服中西医药物，病未减，近来反加重，有时小便时精液随之流出，自觉精神不振，倦乏无力，头晕耳鸣，记忆力减退，腰背酸软，纳呆，每天睡前思想负担很重。

查体：精神欠佳，面色晦暗。舌淡，苔薄白，脉细数。

中医诊断：遗精（心肾不交型）。

西医诊断：性神经衰弱。

治则：清心降火，滋阴涩精，健脾和胃，调和气血。

取穴：足三里（双）、三阴交（双）、关元。

治疗过程：上述穴位分为3组。

第1组：针刺关元、足三里，留针20分钟，关元温和灸10分钟。

第2组：针刺三阴交，留针20分钟，关元温和灸10分钟。

第3组：针刺足三里，留针20分钟，关元温和灸10分钟。

首次治疗取第1组，用1～1.5寸毫针，采用缓慢捻进法进针，关元进针1.5寸左右，麻胀感放散至龟头，足三里往下放散至足背，往上放散至膝关节上，留针20分钟，每隔5分钟行针1次。之后点燃艾条，关元温和灸10分钟，温暖感觉往曲骨穴放散。

第2天二诊：诉治疗后晚上未遗精，睡眠好转。仍取第1组穴。

第3天三诊：诉精神较好，其他症状减轻。治疗取第2组穴，三阴交进针后酸麻感向下放散至足内踝、足背内侧上，往上放散至小腿内侧，关元温和灸10分钟。

第4天四诊：昨晚未遗精，诸症明显减轻。治疗取第3组穴。足三里进针后针感与第1天相似，关元温和灸10分钟。治疗结束交代患者暂停治疗，观察7天后复诊。

7天后五诊：诉晚上均无遗精出现。

两个月后随访，病未复发，针灸5次告愈。

【按语】遗精是指不因性交而精液自行泻出的病证。有梦而遗者名"梦遗"；无梦而遗，甚至清醒时精液自行滑出者为"滑精"，多因肾虚精关不固，或心肾不交，或湿热下注所致。本案患者因心血不足，肾阴亏损，相火内炽妄动，扰乱精室而致本病。针灸治疗以清心降火、滋阴涩精、健脾和胃、调和气血为主，取足阳明胃经、足太阴脾经、任脉经穴为主。方中足三里健脾和胃，调和气血，强壮健身；三阴交为肝、脾、肾三经交会穴，可调肝、脾、肾三脏功能；关元为任脉经穴、小肠募穴、任脉与足三阴经之交会穴，加温和灸，可培肾固本，补益元气，温经散寒，暖宫温精。针此

3穴，可健脾肾，调气血，清心火，补元气，理精宫。

癫痫案

李某，男，45岁。初诊时间：1970年5月18日。

主诉：突然昏倒并四肢抽搐反复发作近3年。

现病史：患者于1967年7月因精神创伤，思虑太过，突然昏倒，两目上视，不省人事，手足抽搐，口吐白沫，历时约1分钟后恢复常态。本人不清楚发病情况，以后1～2个月发作1次，病情逐渐加重，到医院诊治，诊为癫痫。服药后，病情未能控制，而且发作次数增多，两年多不能上班。今年5月15日下午再次发作，症状较前加重，两目上视，突然昏倒，不省人事，手足抽搐，口吐涎沫，尖叫一声，几分钟后苏醒。伴纳差、夜间难入眠等。

查体：神情呆滞，面色萎黄。舌淡，苔薄白，脉细弦。

中医诊断：痫病（肝风夹痰型）。

西医诊断：癫痫。

治则：平肝息风，豁痰开窍，宁心安神。

取穴：

1. 体针：风池（双）、印堂、曲池透少海（双）、间使（双）、足三里（双）、太冲（双）、照海（双）、阳陵泉（双）。

2. 穴位埋线：腰奇、间使（左）、太冲（右）、丰隆（左）。

治疗过程：每天针刺 1 次，取 3～4 穴，采用缓慢捻进法进针，得气后接 G6805 电针机，用连续波通电 30 分钟，10 天为 1 个疗程，并穴位埋线。1 个疗程后，症状有些好转，夜间能入睡 4～5 小时，食欲较前改善。第 2、3 疗程针灸加埋线治疗后，病情明显好转，夜间能入睡 7 小时左右，中午能入睡 1 个多小时。为了巩固疗效，每周针灸治疗 2～3 次，3 个月未见发作。

【按语】癫痫是一种发作性神志异常性疾病，俗称"羊癫风"。临床特征为发作时突然摔倒，昏迷不知人事，口吐涎沫，两目上视，四肢抽搐，或口中如作猪羊叫声，很快苏醒，醒后如常人。本例因七情内伤，精神受刺激，思虑太过等而病发，治以平肝息风、豁痰开窍、宁心安神为主，取心经少海、心包经间使、肾经照海，以调补心肾，宁心安神，镇静安眠。足三里、丰隆、曲池三穴为手足阳明经穴，能调和营卫，除痰降逆，宁心安神，镇静安眠；风池为手足少阳、阳维脉之交会穴，有祛风散寒、通经活络、调和气血之功；印堂有宣窍络、清头目之用；太冲为足厥阴肝经之原穴，有平肝息风、镇静安神、醒脑开窍的作用；阳陵泉为足少阳胆经合穴，可疏肝利胆，舒筋活络；腰奇为经外奇穴，可镇静安神，舒筋通络，是治疗癫痫的特效穴。

不寐案

患者，男，45 岁，尼日尔人。初诊时间：1985 年 4 月 29 日。

主诉：失眠半月余，加重3天。

现病史：患者半月前因饮食不节致脘部胀痛，因腹痛而睡眠不好，开始时入睡困难，并有早醒现象，醒后难以入睡，有时疼痛放散至胁肋部，嗳气，不欲饮食。曾到医院诊治，服药后诸症未减。近3天来整夜不能入眠，大便4天未解。

查体：面容痛苦，精神欠佳。舌淡，苔薄白，脉细弦。

中医诊断：不寐（胃腑不和型）。

西医诊断：失眠。

治则：疏导经气，和胃镇痛，宁心安神。

取穴：足三里、内关、印堂、风池、至阳、胃俞。

治疗过程：初诊取印堂、内关（左）、足三里（右），穴位常规消毒，用32号1.5寸毫针，采用缓慢捻进法进针，得气后用G6805型电针机连续波通电30分钟。

下午5点二诊：诉上午针灸后脘部胀减轻，但中午未能入睡。再取风池（双）、至阳、胃俞（双），治法同前。

4月30日上午三诊：诉针后胃脘部胀痛消失，大便已解，能入睡4小时，再取印堂、内关（右）、足三里（左），治法同前。

5月2日四诊：经过两天治疗，晚上能入睡6小时，诸症消失，取穴、治法同三诊。

5月3日五诊：昨晚腹部微胀感，现在无感觉，能入睡7小时，取穴、治法同三诊。

5月6日六诊：昨晚能入睡6小时，余无不适，取穴、治法同三诊。为了巩固治疗，再按上法针两次。

随诊几次，病情稳定。10月上旬随访，病未复发。

【按语】不寐又称"失眠"，是以频繁且持续的入睡困难和（或）睡眠维持困难而导致睡眠感不满意为特征的睡眠障碍。该例因饮食不节，脾胃不健，食滞不消，升降之道受阻，而致脘闷嗳气，腹痛胀满。胃之络上通于心，宿食内停，扰及心神而失眠。《素问·逆调论》曰："胃不和则卧不安。"故治疗以疏导经气、和胃镇痛、宁心安神为主。印堂为督脉穴位，有清头目、宣窍络、宁神志之功；内关是手厥阴心包经络穴，有宁心安神、和胃镇痛的作用；足三里是足阳明胃经合穴，针之有理脾胃、助消化、调气血、宁心神之功；风池是手足少阳经、阳维脉之交会穴，有通经活络、调和气血、镇静安神之作用；至阳为督脉经穴，有宽胸利气、调脾和中之作用；胃俞为足太阳膀胱经背俞穴，有调脾健胃、降逆消滞之作用。诸穴配合得当，故而病愈。

泄泻案

◆案一◆

王某，男，29岁。初诊时间：1968年10月18日。

主诉：排便次数增多1天。

现病史：昨天晚上到朋友家吃饭，回家后并无不适。今早6点起床后自觉腹痛，腹痛则泻，至12点58分共泻6次，大便呈水样。

查体：神疲倦怠，腹部喜按恶凉。舌淡，苔薄白滑，脉迟。

中医诊断：泄泻（脾胃阳虚型）。

西医诊断：急性腹泻。

治则：温中散寒，健脾行气。

取穴：足三里（双）、中脘、神阙。

治疗过程：取足三里，采用缓慢捻进法进针，进针后出现酸麻胀感，且放散至足关节、足背上，留针25分钟，中间行针3次，中脘、神阙用艾条温和灸各25分钟。针后腹痛、泄泻止，第2天解大便。

◆案二◆

患者，女，30岁，苏丹人。初诊时间：1986年1月3日。

主诉：排便次数增多半年余。

现病史：患者于去年7月因食用生冷不洁之品而致腹痛泄泻，1天6次，粪便清稀，水谷相杂，便前肠鸣腹痛拒按，渴喜热饮，身冷。曾在当地住院治疗7天，泄止出院。出院后不久泄泻又发，每天1～3次，大便溏薄。到医院诊治，服药后泄止。但反复发作，至今半年多。经介绍来中国医疗队针灸治疗。

查体：面色萎黄，神疲肢软，喜暖畏寒。舌淡，苔薄白，脉濡缓无力。

中医诊断：泄泻（脾胃气虚型）。

西医诊断：慢性泄泻。

治则：健脾和胃，温中散寒。

取穴：足三里（双）、中脘、神阙、天枢（双）、脾俞

（双）、肝俞（双）。

治疗过程：上穴分为3组。

第1组：针刺足三里，灸中脘、神阙各15分钟。

第2组：针刺足三里、天枢，灸神阙20分钟。

第3组：针刺肝俞、脾俞，灸脾俞15分钟。

首次取第1组穴，针后留针25分钟，中间行针3次，每隔5分钟行针1次，用1.5～2寸毫针，采用缓慢捻进法进针，进针后出现酸麻胀感，且往穴位周围及上下放散。

第2天二诊：治疗后腹痛减轻，大便两次、不溏，其他症状亦减轻。取第2组，手法同第1天。

第3天三诊：腹痛基本消失，大便1次，身已不冷，精神亦好，用第3组穴治疗，手法同前。

第4天四诊：经过3天治疗，腹痛、腹泻已止，大便成形，诸症明显减轻。继用第1组穴，手法同前。

第5天五诊：经过4天治疗，腹泻告愈。再治疗1次巩固疗效，取第2组。

3天后随访，未见复发。半个月后再次随访，腹泻未发。

【按语】泄泻是指排便次数增多，粪便稀薄，或泻出如水样。

案一属急性泄泻。急性泄泻多因饮食不节，进食生冷不洁之物，损伤脾胃，运化失常；或暑湿热邪，客于肠胃，脾受湿困，邪滞交阻，气机不利，肠胃运化及传导功能失常，以致清浊不分，水谷夹杂而下，发为泄泻。泄泻虽是大肠功能失调，但其病理变化在脾胃。《素问·脏气法时论》云：

"脾病者……虚则腹满肠鸣，飧泄食不化。"《沈氏尊生书》载："泄泻，脾病也，脾受湿不能渗泄，致伤阑门元气，不能分别水谷，并入大肠而成泻。"这说明，急性泄泻主脏在脾，由于过食生冷油腻，误伤脾气，复感寒邪，致使脾气亏虚，清阳下陷，导致泄泻。治以温中祛寒，化脾胃之湿。取足三里针之，用平补平泻法。该穴为足阳明胃经的合穴，又是胃的下合穴，"合治内腑"，为强壮要穴之一，针之具有通调胃腑气机、祛寒湿、补中健脾胃的作用；中脘、神阙施温和灸各25分钟，因中脘是胃的募穴，募穴是脏腑之气汇聚于腹部之处，灸之可温中散寒，调理肠胃，使功能恢复正常。神阙为任脉经穴，是强壮穴，灸之可回阳固脱，温中散寒。诸穴合用，运化有权，清升浊降而腹泻自止。

案二为慢性泄泻。在案一的基础上，加用天枢调理肠腑而止泻，加用脾俞、肝俞疏肝健脾而止泻。

中风案

◆案一◆

李某，男，60岁。初诊时间：1996年6月27日。

主诉：右侧上下肢体麻木无力两周。

现病史：患者于1996年6月14日玩扑克牌时突然右侧手足、肢体乏力，并逐渐加重，右侧肢体活动受限。第2天到医院诊治，头颅CT提示左侧脑梗死。经服药、静滴，效果不明显，经朋友介绍，来针灸科治疗。

查体：神志清楚，面色润泽，目光有神，语言清晰，右侧上下肢活动受限，手不能拿重物，走路步态不稳。舌淡，苔白腻，脉弦。

中医诊断：中风（中经络）。

西医诊断：脑梗死。

治则：化痰息风，疏通经络，益气补血。

取穴：

1.体针组：肩髃（右）、曲池（右）、合谷（右）、外关（右）、足三里（右）、伏兔（右）、丰隆（右）、三阴交（右）、解溪（右）。

2.头针组（均取左侧）：运动区、感觉区（上1/5、中2/5、下2/5）、足运感区。

治疗过程：

1.体针组：每次取6～8穴，采用缓慢捻进法进针，得气后加电针通电30分钟。取针后交代家属手扶患者站立，行走5分钟，休息5～10分钟，再行走，30分钟后治疗结束。

2.头针组：取对侧运动区、感觉区及足运感区。采用缓慢捻进法进针，得气后加电30分钟，留针期间告诉家属，每隔10分钟帮患者活动上下肢体3分钟，休息5～10分钟。电针30分钟后取电针线，嘱患者行走，活动手足5～10分钟后休息3～5分钟。如此反复,30分钟治疗结束。

体针组和头针组两组穴位交替运用，每天取1组，连续治疗10天为1个疗程，休息5天后，再行下1个疗程。

第2疗程：经1个疗程治疗，症状减轻，右手拿东西较稳，麻木、乏力亦减轻，右脚走路稍有力，步态亦稳。继续治疗 10 天，穴位、手法同前，休息 5 天。

第 3 疗程：经两个疗程治疗，诸症明显减轻。休息 5 天。

第 4 疗程：经 3 个疗程治疗，基本痊愈，再治疗 5 次巩固疗效。

1 个月后随访，病痊愈。

◆案二◆

刘某，男，68 岁。初诊时间：2010 年 4 月 9 日。

主诉：左侧肢体乏力 1 年余，左上肢不自主颤动 4 小时。

现病史：患者于 2009 年 1 月 10 日玩扑克牌时突发左侧肢体乏力，后逐渐加重，左上肢活动亦受限。头颅 CT 示脑梗死。之前未进行系统治疗。

查体：左侧肢体活动不利，左上肢肌力Ⅲ级，左下肢肌力Ⅳ级，左侧肌张力高，左侧腱反射亢进，未见明显肌肉萎缩。左巴氏征（＋）。面色暗淡，四肢倦怠，少气懒言，头晕目眩，纳呆，二便调，寐尚可。舌淡，苔白腻，脉弦滑。

中医诊断：中风（中经络，风痰阻络兼气血亏虚型）。

西医诊断：脑梗死。

治则：化痰息风，益气补血。

取穴

1. 体针组："灵龟八法"按时开穴。肩髃（左）、曲池（左）、合谷（左）、足三里（双）、丰隆（左）、解溪（左）、三阴交（左）。

2. 头针组（均取右侧）：运动区、感觉区（上 1/5、中 2/5、下 2/5）、足运感区。

治疗过程：首次治疗采用体针组，先用"灵龟八法"开穴，取即时所开穴位，采用缓慢捻进法进针，得气后再取肩髃（左）、曲池（左）、合谷（左）、足三里（双）、丰隆（左）、解溪（左）、三阴交（左）。留针加电 30 分钟后出针，患者左手的颤动停止，欲纳食，但肢体乏力状况改善不显著。

当晚回家后手颤动有些复发，遂于次日取头针组：运动区、感觉区各上 1/5、中 2/5、下 2/5，均取对侧（即右侧头穴），足运感区。进针得气后加电 30 分钟，结束后取电针线令患者走路、活动肢体，中间休息 2 ～ 3 次。

两组穴位交替运用，每天 1 次，连续治疗 50 天。左上肢颤动症状消失，乏力明显改善，上肢活动正常，足步履基本正常。查左上肢肌力Ⅳ级、左下肢肌力Ⅴ级。

◆案三◆

何某，男，56 岁。初诊时间：2012 年 1 月 8 日。

主诉：右侧肢体瘫痪 1 年余。

现病史：1 年多之前发病，初起右侧肢体瘫痪，说话不清，无意识障碍，到医院诊治，做头颅 CT 提示左侧脑梗死。住院治疗 1 个多月后症状有所减轻，出院后在门诊治疗未见明显好转。

查体：神清合作，表情呆滞，口齿欠清晰，右侧肢体无力，右足走路不便，足内翻。舌暗淡，苔薄黄，脉弦。

中医诊断：中风（中经络）。

西医诊断：脑梗死。

治则：醒脑开窍，滋补肝肾，疏通经络。

取穴：

1. 体针组：肩髃（右）、曲池（右）、合谷（右）、内关（右）、足三里（右）、三阴交（右）、解溪（右）、廉泉（右）、哑门（右）。

2. 头针组（均取左侧）：运动区、感觉区（上 1/5、中 2/5、下 2/5）、足运感区。

治疗过程：

1. 体针组：每次取 6～9 穴，缓慢捻进法进针，得气后加电针留针 30 分钟，取针后嘱患者行走 5～10 分钟，之后休息 5～10 分钟，再行走 5～10 分钟。如此反复 30 分钟，治疗结束。

2. 头针组：取头针组穴位，缓慢捻进法进针，得气后加电留针 30 分钟。留针期间嘱家属活动患者手足 5 分钟之后休息 5～10 分钟，重复上述动作至治疗结束。取针后嘱患者行走 5～10 分钟，休息 5～10 分钟后，再行走 5～10 分钟。如此反复，30 分钟后治疗结束。

以上两组穴位交替使用，每天 1 组，连续 10 天为 1 个疗程。

经治 1 个疗程，症状缓解。两个疗程后，口齿较前清晰，右上、右下肢活动力增强。5 个疗程后，诸症明显减轻。6 个疗程后，患者痊愈。

◆案四◆

李某，男，40岁。初诊时间：2016年11月18日。

主诉：右侧肢体麻木乏力、言语不清半年余。

现病史：患者于2016年5月10日突然头晕昏倒，右上、右下肢麻木乏力，说话不清楚，家人叫120接到医院诊治，头颅CT提示左侧脑梗死，住院20天，病症减轻。症见右侧肢体麻木乏力，右手不能拿重物，言语不清，两足能走路，但步态不稳，纳寐可，二便调。

查体：脉搏94次/分，神志清楚，面色润泽，目光有神，语言謇涩，偏瘫步态，右上、右下肢活动不利。舌暗淡，脉弦而数。

中医诊断：中风（风痰阻络兼气血亏虚型）。

西医诊断：脑梗死。

治则：化痰息风，疏通经络，补益气血。

取穴：

1. **体针组：**"灵龟八法"按时开穴。肩髃（右）、曲池（右）、合谷（右）、外关（右）、梁丘（右）、伏兔（右）、地机（右）、解溪（右）、环跳（右）、阳陵泉（右）、足三里（双）、三阴交（左）、哑门、廉泉。

2. **头针组（均取左侧）：**运动区、感觉区（上1/5、中2/5、下2/5）、足运感区。

治疗过程：

1. **体针组：**先按"灵龟八法"开穴，再取7～8穴，采用缓慢捻进法进针，得气后加电针通电30分钟，治疗结束。

2.头针组：取对侧运动区、感觉区、足运感区，采用缓慢捻进法进针，得气后加电针通电，留针期间嘱家属每隔10分钟帮助患者活动上、下肢3分钟，之后休息5～10分钟，活动、休息反复进行，30分钟后关电针治疗仪，取线不起针，令患者行走，活动手足5～10分钟，然后休息3～5分钟。如此反复，30分钟后治疗结束。

两组穴位交替运用，每天1组，连续10天为1个疗程。休息5天后，再行下1个疗程。

第2疗程：经1个疗程治疗，症状减轻，再行第2个疗程，取穴、手法同前。

第3疗程：经两个疗程治疗，说话明显清晰，上、下肢活动明显好转，手能拿重物，走路步态较稳，继续治疗10次，取穴、手法同前。

第4疗程：经3个疗程治疗，说话进一步流利。再行下1个疗程。

治疗结束，病痊愈。

【按语】《金匮要略·中风历节病脉证并治》首创中风病名，并沿用至今。失语、偏瘫是因正气不足、风邪入中所致，即"气虚邪中"。如《灵枢·刺节真邪》曰："虚邪偏客于身半，其入深，内居营卫，营卫稍衰，则真气去，邪气独留，发为偏枯。"肾虚尚可致厥，如《灵枢·本神》云："肾藏精，精舍志，肾气虚则厥。"其表现为上不能滋养舌体，致失语、流涎；下不能顾及前后二阴，致大小便失禁。

上述4个案例中，体针多选用多气多血的手足阳明经穴；头针取运动区、感觉区、足运感区，三区分别跨越督脉、膀胱经、肝经、胆经、胃经5条经脉，两组穴位合用，共奏醒脑开窍、疏通经络、化痰祛瘀、补气活血之功。

　　对中风病的治疗，我的体会如下：①对中风预兆、中风半身不遂、中风后遗症的治疗要抓紧时间，越早治疗，效果越好。②针灸疗法综合运用"灵龟八法"、体针、头针加运动疗法效果更好。③进行针刺手法操作时，每针1穴，强调得气，如针刺曲池时，要让患者出现酸麻胀感，且从局部放散至手臂、手背和手指。④针刺得气后加电用连续波效果较好，要使患者产生酸麻胀感，使有关肌群有节律地收缩。⑤中风偏瘫患者尽量在半年内进行正规的康复训练，训练各个肌肉与关节，以降低致残率。⑥治疗过程中要与患者沟通，让患者知晓引起中风的原因，积极配合治疗，保持精神愉快、心身健康，这对提高治疗效果有很大帮助。⑦对于慢性高血压、糖尿病、高脂血症患者来说，要注意服药，饮食清淡，情绪稳定。

胃 痛 案

◆案一◆

李某，男，26岁。初诊时间：1980年3月29日。

主诉：胃脘痛反复发作3月余。

现病史：胃脘痛反复发作3月余，开始较轻，继则加重，胸闷，易发脾气，两胁作痛，有时口苦，嗳气反酸，纳谷一般，二便正常。曾到医院治疗，服药后疼痛控制，但胃脘痛未能根治。

查体：精神尚可。舌淡，苔薄白，脉弦。

中医诊断：胃痛（肝气犯胃型）。

西医诊断：胃炎。

治则：疏肝理气，健脾和胃止痛。

取穴：内关（双）、中脘、足三里（双）、太冲（双）、肝俞（双）、脾俞（双）、胃俞（双）。

治疗过程：每次取 3～5 穴，采用缓慢捻进法进针，得气后留针加电 35 分钟，每天 1 次，10 天为 1 个疗程。疗程间歇期 3 天。经治 1 个疗程，胃痛明显减轻。治疗 4 个疗程后，疼痛消失。再针 5 次巩固疗效。

两周后随访，胃痛未发作。两个月后随访，病未发作。

◆案二◆

韦某，女，9 岁。初诊时间：2014 年 6 月 24 日。

主诉：胃痛 8 年余、加重 3 个月。

现病史：患者家属代述，患儿半岁时患急性肠炎，住院半个月病愈。因输液及口服消炎药导致身体虚弱，经常感冒，一感冒肚子就不舒服。后来经常胃痛，痛在上腹部偏右处。曾到医院治疗，服药后疼痛缓解但未止，肚子饿而进食，总感觉吃不饱，进食后肚子仍痛。7 岁时在南宁市某大学附属医院做电子胃镜检查，诊为：慢性非萎缩性胃炎；十二指肠炎；十二指肠球部黏膜隆起，考虑炎症可能性大。症见上腹部疼痛，喜温喜按，纳食一般，神疲乏力，大便溏。

查体：痛苦面容，精神欠佳，剑突下有压痛感，手足欠温。舌淡，苔薄白，脉细弱。

中医诊断：胃痛（脾胃虚寒型）。

西医诊断：慢性非萎缩性胃炎；十二指肠炎。

治则：温脾健胃，温中散寒。

取穴：

1.体针：内关（双）、中脘、足三里（双）、三阴交（双）、梁门（双）、神阙、梁丘（双）。

2.穴位埋线：第1组：内关、合谷、中脘、足三里、三阴交、肝俞、胃俞。第2组：曲池、梁门、梁丘、地机、丰隆、脾俞、肾俞、膏肓。

治疗过程：

1.体针：将上述穴位分为两组。

第1组：内关、中脘、足三里、神阙（灸）。第2组：梁门、梁丘、三阴交、神阙（灸）。

每天取1组穴位，采用缓慢捻进法进针，得气后留针加电30分钟。每天1次，10天为1个疗程，疗程间歇期3天。经过1个疗程治疗，症状减轻。第2个疗程后，疼痛明显减轻。第3疗程后，疼痛基本消失。再治疗6次，胃痛未发作。

2.穴位埋线：第1次用第1组穴，隔7天用第2组穴，此为1个疗程。共埋两个疗程。为了巩固疗效，再取第1组穴埋线1次，总共埋线5次。

经过针灸36次、穴位埋线5次后，胃痛告愈。两个月后随访，胃痛未再发作。

【按语】案一乃情志不舒、肝气犯胃而致，治以疏肝理气，健脾胃止痛。足三里健脾和胃，降逆止痛；太冲疏肝理气，宽胸消胀；中脘为腑会、胃之募穴，有调升降、和胃气、理中焦之用；内关有和胃降逆、宽胸理气、镇静止痛之功；肝俞、脾俞、胃俞为脏腑之气输注的孔穴，对脏腑功能具有调节作用。诸穴合用，而获良效。

案二属素体虚弱，脾胃虚寒，寒邪犯胃，经络不通而致胃痛。治以温脾健胃、散寒止痛为原则。足三里、梁丘、梁门、三阴交属足阳明胃经、足太阴脾经穴位，可健脾和胃，温中散寒止痛；中脘为腑会、胃之募穴，有调升降、和胃气、理中焦之功；神阙古人称之为"人生命之根蒂，真气所藏之处"，灸之可回阳救逆，温经散寒；内关系手厥阴心包经之络穴，有益心安神、和胃降逆、宽胸理气、镇静止痛之功。穴位埋线中合谷、曲池为手阳明大肠经穴；丰隆具有通经活络、调理肠胃之功；背部的脾俞、肾俞、膏肓等穴，对脏腑功能具有一定的调节作用。诸穴合用，健脾和胃，温中散寒，通经活络，调理止痛，故而获效。

便血案

王某，女，68岁。初诊时间：2013年7月10日。

主诉：胃痛、大便黑5天。

现病史：患者慢性胃痛反复发作数年，每逢食刺激食物则胃痛发作。在当地医院诊治，服药后疼痛很快消失。此次发病，到医院诊治后，服药3天疼痛未能控制，且大便呈黑色。再次服药，症状未减，大便仍呈黑色，遂从老家来南宁要求针灸治疗。

查体：痛苦面容，面色不华，精神欠佳，神倦懒言，胃脘疼痛拒按，痛处固定不移。舌淡有紫点，苔薄白，脉细涩。

中医诊断：便血（气滞血瘀型）。

西医诊断：胃出血。

治则：理气化瘀，疏肝理气，和胃止痛，和血止血。

取穴：足三里（双）、内关（双）、中脘、血海（双）、膈俞（双）、脾俞（双）、胃俞（双）、肝俞（双）。

治疗过程：上述穴位分为两组。

第1组：足三里、内关、中脘、血海。

第2组：膈俞、脾俞、胃俞、肝俞。

每天治疗两次，上午取第1组穴，下午取第2组穴。

采用缓慢捻进法进针，得气后留针35分钟，每隔10分钟行针1次。治疗后胃痛减轻，第2天早上大便呈淡黑色。治疗4次后，胃痛基本消失，大便正常。共治疗8次，诸症消失，再治疗两次巩固。

治疗后患者精神好转，纳食尚可，二便正常。观察3天，病情稳定后离开南宁回老家。20天后患者来电告知，回到家后饮食、睡眠等一切正常。

【按语】本案属饮食不节、气滞血瘀、络脉损伤而致胃出血，出现便血，治以疏肝理气、化瘀止痛、和血止血为法。足三里为足阳明胃经之合穴，有理脾胃、调气血、固中止血之功；中脘为腑会、胃之募穴，有和胃气、理中焦之用；内关为手厥阴心包经之络穴，有益心安神、镇静止痛之功；血海可活血化瘀，主治诸血证；背部肝俞、脾俞、胃俞、膈俞对脏腑能起到调节作用；尤其膈俞为八会穴之血会，有行血止血的作用。诸穴合用，故而效果明显。

湿热痢案

印某，女，6个月。初诊时间：1969年5月10日。

主诉：其母代述，患儿排红白大便1月余。

现病史：患儿每天排便5～7次，便呈红白色，至今1月余。到医院诊治，化验发现有痢疾杆菌，诊为细菌性痢疾。曾口服、静脉注射中西药物，至今未愈。现大便每天3～4次，粪便仍有红白色黏液，不欲饮食，身发热，夜间烦躁不眠，且哭。

查体：肛门红，体温37.8℃。舌红，苔黄腻，脉滑数。

中医诊断：湿热痢（饮食不节型）。

西医诊断：痢疾。

治则：清热化湿，行滞止痢。

取穴：大椎、曲池（双）、足三里（双）、天枢（双）、上巨虚（双）。

治疗经过：采用快速捻进法进针，得气后迅速抖针几秒钟至1分钟，不留针（此时出现的感觉比较重，短促的痛胀和触电样感，此法系朱氏的兴奋法第一型手法）。

二诊：诸症好转，取天枢（双）、上巨虚（左），手法同前。

三诊：粪便无红白色黏液，取足三里（双），手法同前。

次日早上10点钟电话随访，患儿一切正常。

【按语】本病以大便次数增多、腹痛、里急后重、下痢赤白脓血为主，多因邪犯肠腑、气血搏结、肠络受损所致。《诸病源候论》将痢疾分为赤白痢、脓血痢、冷热痢、休息痢等21种。本案属暑湿热毒蕴积肠中而致，治以清热化湿、行滞止痢为原则，取上述5穴治之。足三里、上巨虚、天枢都为足阳明胃经的腧穴，其中足三里是胃经合穴及胃的下合穴，上巨虚和天枢分别是大肠的下合穴、募穴，针之具有补中健脾、和胃化湿、通降肠腑之功；曲池属手阳明大肠经之合穴，能清泻大肠湿热，还有增加白细胞、促使吞噬细菌之作用；大椎有宣阳和阴、畅通汗腺的作用，使毒素从汗腺排出，五穴同用，效果明显。

五更泄泻案

◆案一◆

劳某，女，16岁。初诊时间：1990年6月12日。

主诉：黎明前腹泻伴腹痛3年余。

现病史：黎明前腹痛一阵后，出现肠鸣、腹泻，至今3年余，泄后痛止，大便稀薄，不成形，腰酸腿软。曾到当地医院诊治，诊为慢性腹泻，服药20天，症状稍缓解。服药两个月，症状减轻，日大便2～3次。后到某大学附属医院诊治，仍诊为慢性腹泻，服中药10天，未见明显效果。

查体：面色萎黄，体质消瘦，精神一般。舌淡，苔薄白，脉沉细。

中医诊断：五更泄泻（脾肾阳虚型）。

西医诊断：慢性腹泻。

治则：温补脾肾，固肠止泻。

取穴：

第1组：中脘、神阙（只灸不针）、天枢（双）、足三里（双）。

第2组：肾俞（双）、脾俞（双）、大肠俞（双）。

治疗过程：上述两组穴位交替使用，每天取1组，用1.5～2寸毫针，采用缓慢捻进法进针，得气后均用补法。留针25分钟，每隔10分钟行针1次，用神灯照射腹部或腰部至结束。治疗4次后，大便日解两次，腹痛减轻。治疗10次后，每天解大便1次，且成形。再治疗4次而愈。

观察半个月，未见复发。3个月后随访，无复发。

◆案二◆

黎某，女，28岁。初诊时间：2002年7月5日。

主诉：黎明前腹痛一阵后腹泻，已3个月。

现病史：患者原患卵巢囊肿，服中药1个多月，症状缓解，但身体日渐虚弱，晨起前腹痛一阵后立即腹泻，泄后腹痛止，身体消瘦，腰酸腿软，恶寒身冷，时而低热，体温37.5～37.8℃。到当地医院诊治，诊为慢性肠炎，服西药半个月，症状未见减轻。

查体：腹痛腹泻，全身乏力，恶寒腹冷，身冷，低热。面色苍白，精神欠佳，体温37.5℃。舌淡，苔薄白，脉沉。

中医诊断：五更泄泻（脾肾阳虚型）。

西医诊断：慢性腹泻。

治则：温补肾阳，固肠止泻，振奋阳气。

取穴：

第1组：中脘、神阙（只灸不针）、天枢（双）、足三里（双）、大椎、曲池（双）。

第2组：肾俞（双）、脾俞（双）、大肠俞（双）、大椎、曲池（双）。

治疗过程：手法、针法均同案一，治疗两次后，日腹泻两次，体温37.2℃。治疗5次后，腹痛止，体温正常。治疗8次后，四肢温，腹泻止，日大便1次，大便成形，病基本痊愈，再治4次巩固疗效。

观察半个月，病症未见复发。1个月后随访，患者一切正常。

【按语】黎明前腹痛泄泻，中医学称为"五更泄""鸡鸣泻"。

案一属脾肾阳虚型泄泻，因黎明为阳气升发之时，肾阳不足，命门火衰而引起五更之时泄泻。治以温补脾肾、固肠止泻为原则。大肠募穴天枢、胃募穴中脘与胃经合穴足三里具有调理胃肠、理气和中之功，神阙有温经散寒、回阳固脱之作用，大肠俞有通调大肠腑气、固肠止泻之功，肾俞有补益肾气、益命火、壮肾阳、培元固本之功，脾俞有健脾化湿、补脾益气、温补中气、升阳益气之功。诸穴合用，病获痊愈。

案二亦属脾肾阳虚型，治疗取穴上比案一多大椎、曲池两穴。大椎针之，具有宣阳和阴、解表退热之功，能振奋全身阳气；曲池是手阳明大肠经的合穴，阳明经为多气多血之经，有祛风清热之用。两穴合用，可祛风解表退热，振奋全身阳气。诸穴合用，共奏温补肾阳、回阳固脱、止痛止泻、解表退热之功，故五更腹泻得愈。

呃逆案

◆案一◆

吕某，女，31岁，初诊时间：1969年8月19日。

主诉：气逆上冲1天。

现病史：从昨天早饭后自觉胃气往上冲，且有呃逆之声。病初呃逆次数不多，今日起呃声频繁，难以忍受，平均每分钟20次，兼口臭烦渴，大便干。未服药，要求针灸治疗。

查体：痛苦病容，呃声洪亮，冲逆而出。舌红，苔黄，脉滑数。

中医诊断：呃逆（胃火上逆型）。

西医诊断：膈肌痉挛。

治则：宽胸理气，降逆止呃。

取穴：内关（双）。

治疗过程：取内关穴，用缓慢捻进法进针，得气后施重提轻插手法，并用拇指向后、食指向前捻针，捻转提插结合，连续行针两分钟后留针加电30分钟。治疗10分钟后，呃逆症状开始减轻；20分钟后，呃逆平均每分钟5次，起针前呃逆停止。次日复诊，未见复发，1次而愈。

◆案二◆

阿某，男，60岁。初诊时间：1985年5月29日。

主诉：呃逆10天。

现病史：呃逆10天，病始较轻，继则加重，多于上午和晚上发作，纳食一般。经服药，症状未见明显缓解，平均每分钟呃声16次，口干，左小腿外侧生疮，疮口开始愈合。由外科介绍来诊。

查体：神志清，痛苦病容，呃声低弱，气不相连续。舌质红，脉细数。

中医诊断：呃逆（胃阴不足型）。

西医诊断：膈肌痉挛。

治则：宽胸理气，疏肝清胃，健脾利湿，降逆止呃。

取穴：内关（右）、足三里（双）、中脘。

治疗过程：用缓慢捻进法进针，得气后施重插轻提法，并用拇指向前、食指向后捻针，连续行针两分钟，加艾条温和灸中脘穴10分钟后呃逆减少，留针30分钟，起针时呃声平均每分钟5次。后未再发，1次而愈。

◆案三◆

何某，男，70岁。初诊时间：2009年11月23日。

主诉：打嗝儿7天。

现病史：患者7天来一直打嗝儿，曾在某医院门诊治疗，服药1星期症状未见改善，院方准备做胃镜检查，因要排队等候两天，期间经朋友介绍来诊。症见嗝声响亮，频频

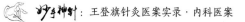

发出，观察 3 分钟，平均每分钟 2～3 次。

查体：神志清，痛苦病容，呃声频频响亮。舌红，苔薄黄，脉数。

中医诊断：呃逆（胃热型）。

西医诊断：膈肌痉挛。

治则：清热和胃，降气止逆。

取穴：足三里（双）、内关（双）。

治疗过程：采用缓慢捻进法进针，得气后加电针用连续波。针后 5 分钟，嗝声低微，次数减少；针后 15 分钟，病症消失；留针 45 分钟后起针，起针后呃逆未发，1 次病愈。

【按语】呃逆一症，在《黄帝内经》谓"哕"，因呃呃连声，声短而频，故以呃逆名之。其主要因胃气上逆而致。如偶然发作，大都轻微，不治自愈；如发作不止，则需医治。若于慢性病过程中出现，预兆病势转危或严重。中医治疗本病方法较多，临床采用中药、针灸进行治疗都可获得较满意的效果。

王登旗教授以宽胸理气、疏肝清胃、健脾利湿、降逆平呃为法，认为内关穴是治疗呃逆的最佳腧穴。因内关为手厥阴心包经的络穴，别走于三焦，与手少阳三焦经相表里，又为八脉交会穴之一，通阴维脉，针之有疏利三焦、宽胸理气、和胃降逆、镇静安神的作用，不少患者针此穴而获效。此外，足三里为足阳明胃经腧穴、合土穴及胃的下合穴，"合治内腑"，具有调理肠胃、理气消胀、行气导滞的作用；中脘为任脉经穴，胃之募穴，又是六腑之会，可温中散寒，和胃降逆，化湿滞，调升降。三穴合用，共奏宽胸理气、降逆行气之功。

临床中突然发作不止者，针之甚效，大部分患者进针后针感明显，呃逆继之减轻，针1次而停止者占大多数。若为慢性病过程中出现，则不易治或难治。

梦游症案

李某，女，21岁。初诊时间：1973年5月15日。

主诉：其母代诉，患者半夜起来做家务已4年余。

现病史：患者于1968年10月的一个晚上乘船回家，途中遭遇意外事故，之后精神有些不正常。数天后出现睡眠不好的表现，时而半夜起来，叫她再回去睡，有时能入睡，有时不能入睡，老想着有工作未做完。后来症状不断加重，半夜起来干活，如做家务或出去担水，或拿锄头到野外锄地、种菜，每月少则几次，多则十几次，有时连续几个晚上失眠，食欲减，二便尚可。曾到医院诊治，服药后每晚能入睡3～5小时。

查体：精神较差，面色萎黄而暗。舌淡，苔薄白，脉弦细。

中医诊断：梦游症（肝气郁滞，心神失养型）。

治则：疏肝解郁，养心安神。

取穴：

1.体针：风池（双）、内关（双）、大椎、间使（双）、照海（双）、曲池透少海（双）、足三里（双）、太冲（双）、印堂。

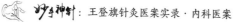

2.穴位埋线：腰奇、大椎、间使（左）、丰隆（右）、太冲（左）。

治疗过程：

1.体针：将上述穴位分为3组。

第1组：内关、风池。

第2组：大椎、间使、照海。

第3组：曲池透少海、足三里、太冲、印堂。

用平补平泻法，留针30分钟，每10分钟行针1次。每天取1组，交替使用，12天为1个疗程。

经过两个疗程的治疗，症状有所减轻。5个疗程后，症状明显减轻，睡眠基本正常，每晚能入睡6小时左右，夜里起来做家务两次。8个疗程后，睡眠好，未发病，纳谷佳。10个疗程后，病未发作，精神好，面色佳，停止治疗。

2.穴位埋线：共埋线两次。

经针灸、埋线治疗后，病未复发。同年10月中旬随访，一切正常，已参加工作。

【按语】本案患者因突然受惊，精神受到刺激而神明失常，治以疏肝解郁、养心安神为主。取印堂、大椎、腰奇、照海、太冲、间使等穴，以醒脑开窍，镇静安神，调心气，宁神志；足三里、丰隆分别为足阳明经的合穴、络穴，曲池是手阳明经的合穴，有调理脾胃、化痰降逆、调和营卫、宁心安神之功；风池是手足少阳、阳维脉之交会穴，内关是手厥阴心包经之络穴，又是八脉交会穴，有通经活络、调和气血、宣窍络、聪耳目之作用；加之穴位埋线，可较长时间刺激穴位，故而获效。

嗜睡案

徐某，女，29岁。初诊时间：2010年8月15日。

主诉：其家属代述，整天想睡，反复发作，至今6年。

现病史：患者于2004年5月间生孩子，小孩满月后，患者出现精神抑郁、表情淡漠、自言自语等症。病始较轻，继而逐渐加重，烦躁打人，睡不着，后送到当地精神病院治疗，诊为精神分裂症。住院1个月，症状明显好转后出院。出院后继续服药（药物不详），从每天服2片逐渐增至5～7片，睡眠越来越好，后来整天想睡，越来越严重，最长1天睡18个小时，精神差，全身疲乏。

查体：精神差，无精打采，表情淡漠，闭目欲睡。舌淡红，苔薄白，脉略弦。

中医诊断：多寐（心脾两虚型）。

西医诊断：嗜睡。

治则：健脾养心，醒脑开窍。

取穴

1.“灵龟八法”按时开穴。

2.印堂、百会、曲池透少海（双）、神门（双）、神阙、足三里（双）、三阴交（双）、大椎、风池（双）、心俞（双）、肝俞（双）、脾俞（双）、肾俞（双）、太溪（双）。

治疗过程：根据患者就诊时辰，先按“灵龟八法”开穴针刺，后针上述穴位3～4个。采用缓慢捻转进法进针，得气后用平补平泻法，接G6805治疗仪，用连续波通电40分钟。20次为1个疗程，疗程结束后，休息3～5天再行下1个疗程。

治疗两个疗程后，精神好转，睡眠减少。3个疗程后，每晚睡10小时左右，开始减药2片，每天只服5片。5个疗程后，每晚睡8小时左右，精神明显好转，主动找工作做，再减药2片，每天只服3片。7个疗程后，每晚睡6～7个小时，精神好，纳谷佳，二便调，停服药物。再针灸1个疗程巩固疗效。治疗过程中病情无反复。

1个月后随访，病未复发。半年后随访，患者如常人。

【按语】本案因长期过量服用安眠镇静药而致整天欲睡，无精打采，治以健脾养心、醒脑开窍为主，精神振作后，逐渐减药，恢复睡眠。每天以"灵龟八法"按时开穴，先开穴，后针体穴，共针8个疗程，合160次而愈。"灵龟八法"按时辰开穴，可以更好地沟通奇经八脉与十二经脉之间的联系，针之具有疏通经络、调和气血之功。取体穴针灸之，具有调理脾胃、清利头目、安心宁神、调理睡眠之作用。两法合用，终达治愈之目的。

头痛案

◆案一◆

李某，男，40岁。初诊时间：1979年6月18日。

主诉：前额疼痛反复发作5年，加重10余天。

现病史：患者前额头痛反复发作5年，病始较轻，继则加重，曾服止痛药未效。症见头痛部位在上星穴、阳白穴及前额部，疼痛向周围放射，疼痛时轻时重，病发时服用止痛药仅能暂时缓解。纳食一般，二便调。此次发作10余天，未经治疗，疼痛无缓解，故寻求针灸治疗。

查体：痛苦面容，精神尚可。舌淡，苔薄白，脉细。

中医诊断：阳明头痛（气血虚弱型）。

治则：疏通阳明血脉，调补气血。

取穴：上星、攒竹（双）、合谷（双）、足三里（双）。

治疗过程：用32号1～1.5寸毫针，局部酒精棉球消毒穴位后，采用缓慢捻进法进针，进针后均有较强的酸胀感，且放射较远。用平补平泻法，留针30分钟，每隔5分钟捻针1次，起针时疼痛缓解。

1次针灸后，头痛减轻。之后取穴、手法同前，连续针刺4次，疼痛明显减轻。5次治疗后，疼痛基本控制。再巩固治疗3次，疼痛止。

1个月后随访，病未复发。前后治疗8次，阳明头痛痊愈。

◆案二◆

黄某，女，32岁。初诊时间：1980年4月17日。

主诉：颠顶疼痛反复发作两年余。

现病史：颠顶疼痛、眩晕反复发作两年余，伴心烦易怒、口苦、胁痛。病始较轻，继则加重，发病频繁，但无规律。曾到医院诊治，做头颅CT未见异常，服中西药物后未见明显好转。

查体：痛苦面容，精神欠佳。舌淡，苔薄黄，脉弦略数。

中医诊断：厥阴头痛（肝阳上亢型）。

治则：平肝潜阳，舒畅情志。

取穴：风池（右）、行间（双）、百会、风府。

治疗过程：用32号1～1.5寸毫针，局部用75%的酒精棉球消毒穴位后，采用缓慢捻进法进针，进针后均有较重针感，且放射较远，用平补平泻法，留针30分钟，每隔5分钟捻针1次。针刺两次后，疼痛减。针刺8次后，疼痛明显减轻。休息3天后复诊，患者诉这几天头痛很轻，取穴、手法均同前，再针刺3次。针后巅顶痛基本控制。

半个月后随访，病未复发。

◆案三◆

杨某，男，38岁。初诊时间：2005年7月18日。

主诉：后头痛半月余。

现病史：患者病发5天前到室外劳动，劳动中遇下大雨，全身淋湿，当晚感冒，头痛，鼻塞，流涕，无发热，服药3天感冒痊愈。但后枕部疼痛未减，疼痛严重时放射到颈背部，遇寒加重，得温痛减。医院诊为枕神经痛，服药后疼痛稍减。

查体：痛苦面容，后头部疼痛，痛处不移，枕大神经出口处相当于风池穴，有压痛感。舌淡，苔薄，脉浮略紧。

中医诊断：太阳头痛（风寒阻络型）。

治则：祛风散寒，疏通经络，活络止痛。

取穴：天柱（双）、昆仑（双）。

治疗过程：用 32 号 1～1.5 寸毫针，采用缓慢捻进法进针，得气后用平补平泻法，留针 35 分钟，每隔 10 分钟捻针 1 次，每天治疗 1 次。治疗两次后，疼痛减轻。治疗 5 次后，疼痛明显减轻。治疗 6 次后，头痛基本控制，再治疗 1 次巩固疗效。

观察 10 天，头痛未见复发。

◆案四◆

患者，女，14 岁，尼日尔人。初诊时间：1986 年 7 月 10 日。

主诉：头痛两天余。

现病史：患者于 7 月 10 日晚上 8 点 30 分由家属带来急诊。代述，女孩前两天无诱因突感两侧头疼厉害，忍受不了而大哭。曾到马拉迪省中心医院诊治，服药后疼痛未减，特来中国医疗队求治。经医疗队内科、外科、五官科各科检查，均不属本科病证，后由针灸科诊治。

查体：痛苦面容，精神欠佳。舌淡，苔薄白，脉弦细。

中医诊断：少阳头痛（风寒阻络，气血瘀滞型）。

治则：祛风散寒，疏通经脉，调和气血。

取穴：太阳（双）、外关（左）、阳陵泉（双）。

治疗过程：用 32 号 1～1.5 寸毫针，采用缓慢捻进法进针，得气后留针 30 分钟，每隔 10 分钟行针 1 次。10 分钟后头痛大减，20 分钟后头痛基本控制。此时患儿坐起来笑了，其父高兴得跳了起来，边鼓掌边大笑说："中国针灸治病效果来得真快，真神奇……难怪有的患者说中国医疗队医师医疗技术高超，治病疗效很快见效。我的小孩头痛两天，服药无效，今针灸不到 20 分钟就止痛了，谢谢你们。"

5 天后随访，头痛未复发。

◆案五◆

患者，女，37 岁，尼日尔人。初诊时间：1985 年 11 月 1 日。

主诉：两颞部疼痛 4 年。

现病史：患者两颞部疼痛反复发作已 4 年，病始时疼痛较轻，继则加重，时痛时止，有时疼痛放射至耳前后。一般多于外感或工作劳累时诱发加剧，病发时服镇痛药仅能暂时缓解。此次发作已 1 月余，伴纳少。

查体：痛苦面容，精神欠佳。舌淡，苔薄白，脉沉细。

中医诊断：少阳头痛（风寒型）。

治则：疏通经脉，祛风散寒。

取穴：风池（双）、太阳（双）、会宗（左）。

治疗过程：用 32 号 1～1.5 寸毫针，局部用 75% 的酒精棉球消毒后，采用缓慢捻进法进针，进针后有较强针感，且放射较远，持续时间较长，用平补平泻法，留针 30 分钟，每隔 5～10 分钟行针 1 次。针刺 3 次后疼痛明显减轻，第 4 次疼痛基本控制，再巩固治疗 1 次疼痛止。

半年后随访，头痛未见复发。

【按语】案一属气血虚弱型，头失清阳之煦、精血之养，治以疏通血脉，调补气血。足太阳、足阳明两经自鼻、目两旁发起，循行于上前额部，故取局部足太阳攒竹穴、督脉上星穴，能疏通局部经脉，促进气血流通而止痛。

案二患者平素易怒，怒则伤肝，肝阳偏亢，上扰清窍而致颠顶痛，治以平肝潜阳，舒畅情志。百会、风府属督脉腧穴，为足厥阴肝经之交会穴，针之有平肝潜阳、止痛止痉之功；行间为肝经荥穴，属火，泻之有疏肝理气、平息肝阳之功；风池为手足少阳、阳维脉之交会穴，针之有祛风寒、泄邪热、通经活络、调和气血之作用。四穴合用，平肝息风，通经活络，气血通畅而止痛止痉。

案三因感受风寒之邪，致足太阳膀胱经运行痹阻，经络不通，不通则痛。治以祛风散寒、疏通经络、活络止痛为原则。天柱为局部穴，针之有疏散风邪、通经止痛之作用；昆仑为足太阳经五输穴之经穴，"所行为经"，是膀胱经循行路线上的远端穴，具有清头目、通行气血、活络止痛之效。两穴配合针之，驱散风邪，活络止痛之力益彰。

案四属经脉不通，气血运行不畅，不通则痛，治以疏通少阳经脉，调和气血。气血运行通畅，通则不痛。太阳穴为经外奇穴，可疏通少阳经气，清头目而止痛；外关为手少阳三焦经络穴，又是八脉交会穴，通于阳维脉，针之疏表邪，宣窍络，可调理三焦气化，通经止痛；阳陵泉为胆经合穴、八会穴（筋会），针之可疏导经气，理气滞，疏经筋而镇痛。三穴合用，疏通少阳经气，经脉通畅，气血运行无阻，则通而不痛。

案五因病程日久，复感风寒而致，治以疏通少阳经脉，祛风散寒，遵循"循经取穴"原则。风池有祛风散寒、通经活络之功；太阳穴为经外奇穴，有疏调少阳经气、清头明目、清热止痛之用；会宗为手少阳三焦经郄穴，郄穴可治疗本脏腑急性、慢性病。三穴合用，共奏通经活络、调和气血、疏风止痛之功。

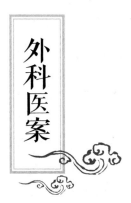

外科医案

肘 劳 案

◆案一◆

林某，男，48岁。初诊时间：1987年3月10日。

主诉：右肘部疼痛1年余。

现病史：患者右肘部疼痛反复发作至今1年余，病始时较轻，继则加重，尤其是参加体力劳动或手持重物后明显，夜间疼痛加重，曾到某医院按摩、热敷、服药等，症状时重时轻，效果不显。

查体：病容面色，精神尚可，右手不敢持重物，肘关节活动受限，局部压痛明显。舌淡，苔薄白，脉细弦。

中医诊断：肘劳（气滞血瘀型）。

治则：温通经络，调和气血，活血止痛。

取穴：阿是穴。采用扬刺法，共5针，即中间1针，上、下、左、右各1针。

治疗过程：穴位消毒后，采用缓慢捻进法进针，得气后用泻法，留针30分钟，每10分钟行针1次。期间阿是穴温和灸10分钟。

第2天二诊：疼痛较前减轻，守上法。治疗5次后，疼痛明显减轻。治疗10次后，右手活动、持物时微痛。治疗15次，症状消除，再治疗3次巩固疗效。

半个月后随访，疼痛未见复发。

◆案二◆

李某，女，40岁。初诊时间：1988年12月1日。

主诉：右肘关节疼痛4月余。

现病史：患者平时不经常参加体力劳动，4个多月前参加搬砖头等义务劳动，因搬东西过重，回家后自觉右肘关节高骨处有些疼痛，当时未重视，亦不注意关节活动，初始时肘关节有微胀痛感，随后疼痛逐渐加重，自己买膏药贴患处，疼痛缓解。3个月后到医院诊治，服药后症状时轻时重，效果不佳。

查体：面色、精神状况良好，右肘关节活动、抬举受限，局部压痛明显。舌淡，苔薄白，脉沉弦。

中医诊断：肘劳（气滞血瘀型）。

治则：温通经络，调和气血，活血止痛。

取穴：阿是穴。

治疗过程：取阿是穴，采用扬刺法，共5针，中间1针，上、下、左、右各1针。共针10次而愈。

【按语】上述两例均为劳动不慎而致肘关节局部经脉损伤，腠理疏松，寒湿之邪乘虚侵入。经络闭阻，气血运行不畅，不通则痛，且固定不移。治以温通经络，调和气血，采用扬刺法，再加艾条温和灸局部，局部气血运行通畅，通则不痛。

口疮案

吴某，女，56岁。初诊时间：1990年6月12日。

主诉：下口唇疼痛4天。

现病史：患者4天前下口唇起1个小疱，病始微痛，继则加重，今天吃东西时疼痛加重，大便硬、两天未解，已服西药（药物不详），症状未减。

查体：面容痛苦，精神欠佳，下口唇内侧有一溃疡点，似黄豆大，呈圆形，黄白色，周围黏膜鲜红，口臭。舌红，苔黄，脉细数。

中医诊断：口疮（热毒亢盛型）。

治则：清热解毒，消肿止痛。

取穴：阿是穴、承浆、地仓（双）、郄门（双）、支沟（双）。

治疗过程：阿是穴梅花形点灸，余穴点灸。

6月13日二诊：点灸后疼痛减轻，处理同前。

6月14日三诊：经两天治疗，疼痛明显减轻，处理同前。

6月15日四诊：治疗3次后，每天解大便，且不硬，患部疼痛及黏膜鲜红均基本痊愈，处理同前，巩固疗效。

3天后随访，病未复发。

【按语】本例因热毒亢盛、内攻脏腑而致。治以清热解毒，消肿止痛，用壮医药线点灸患部及配穴，以消炎退热，散结消肿，通络止痛。阿是穴梅花形点灸；承浆属任脉经穴，又是局部取穴，灸之可通经活络，消炎止痛；地仓为手足阳明与任脉、阳跷脉的交会穴，可疏经活络，散风止痛；郄门为手厥阴心包经之郄穴，可宁心安神，清营止痛；支沟可清利三焦，降逆通便。诸穴合用，结合药线点灸患部，共奏清热解毒、通经活络、消炎止痛、降逆通便之效。

风疹案

林某，女，35 岁。初诊时间：1988 年 5 月 7 日。

主诉：全身瘙痒两天。

现病史：患者前天全身皮肤出现鲜红色的瘙痒性风团，疏密不一，身微热，咳嗽，肢体疲倦，睡眠不佳。到当地医院诊治，服药后症状有所减轻，但现仍身痒难忍，眼周、四肢、背部均见瘙痒风团。

查体：痛苦面容，精神欠佳，眼围、四肢、背部均见鲜红色风团，疏密不一。舌淡，苔薄白，脉微数。

中医诊断：风疹（外感风邪型）。

治则：疏风解表，行血止痒。

取穴：大椎、曲池（双）、血海（双）、足三里（双）。

治疗过程：用 75% 的酒精棉球穴位消毒，采用缓慢捻进法进针，进针后均出现酸麻胀感，留针 25 分钟，出针后大椎穴施雀啄灸 50 下。

二诊：针灸后风疹逐渐消失，至下午基本消失，第二天早上风疹完全消失，亦无新起疹子。

【按语】本案属外感风邪而致病，治以疏风解表，行血止痒。大椎为督脉之穴，有总督诸阳经的作用，针之可疏风解表止痒；曲池为手阳明经合穴，足三里为足阳明经合穴、胃的下合穴，有解肌散风、通经活络、调和气血止痒之功；血海为足太阴脾经之穴，有行血活血、祛风调血之功，取"治风先治血，血行风自灭"之意。四穴合用，共奏疏风解表、通经活络、调和气血、消除疹块之功。

腕踝关节软组织损伤案

◆案一◆

曾某，女，14岁。初诊时间：1968年3月8日。

主诉：右踝关节扭伤4个月。

现病史：患儿4个月前上体育课不慎扭伤右脚，当时疼痛较重，走路不便，到院外科诊治，经服药、外搽药酒后疼痛减轻，但至今未愈。疼痛多在夜间和走路时明显，影响睡眠。

查体：右踝关节周围无红肿，但足趾上屈受限。舌暗、边有瘀斑，苔薄白，脉弦。

中医诊断：踝扭伤（血瘀型）。

西医诊断：右踝关节软组织扭伤。

治则：疏通经络，活血化瘀止痛。

取穴：阳溪（左）。

治疗过程：局部常规消毒，采用缓慢捻进法进针，用32号1寸毫针，进针0.6寸左右，局部取较强针感，留针

30分钟，每10分钟行针1次，边行针边令患者活动患足关节。15分钟后疼痛减轻，留针25分钟后疼痛消失。

次日二诊：患儿说针灸后晚上右踝关节不痛了，今天走路来医院时亦不觉痛。

半个月后随访，疼痛未发作。

◆案二◆

吴某，男，42岁。初诊时间：1970年10月4日。

主诉：右踝关节扭伤3天余。

现病史：患者于10月1日上午不小心扭伤右踝关节而致疼痛，步履不便。曾到医院诊治，服跌打丸，用药酒搽，效果不明显。

查体：右踝关节内侧前下方有压痛感，局部微肿，相当于丘墟穴，属足少阳胆经扭伤。舌暗、边有瘀斑，苔薄白，脉弦。

中医诊断：踝扭伤（血瘀型）。

西医诊断：右踝关节软组织扭伤。

治则：通经活络，活血化瘀止痛。

取穴：阳池（左）。

治疗过程：局部常规消毒，缓慢捻进法进针，进针0.5寸左右，行针取较强针感，留针30分钟，每10分钟行针1次，边行针边令患者活动右足踝关节。15分钟后疼痛稍减，留针30分钟。针后疼痛消失，走路正常。

1周后随访，疼痛未发。

◆案三◆

吴某，男，22岁。初诊时间：1970年10月4日。

主诉：左踝关节扭伤两天。

现病史：两天前上体育课不慎扭伤左踝关节，当时疼痛较重，局部微肿，行走、活动时疼痛加剧。服活络止痛丸1丸，加外搽药酒后疼痛缓解。今踝关节、足背肿明显，以外踝肿甚。

查体：局部肿，肌肤与内外踝平高，且呈紫蓝色，从足后跟内侧至足背面肌肤均肿。舌暗、边有瘀斑，苔薄白，脉弦。

中医诊断：踝扭伤（血瘀证）。

西医诊断：左踝关节软组织扭伤。

治则：疏通经络，活血化瘀，消肿止痛。

取穴：阳池（右）、太渊（右）。

治疗过程：局部常规消毒，缓慢捻进法进针后取得强针感，留针20分钟，中间行针两次。行针时令患者活动踝关节，起针时左踝关节疼痛减半。

隔日二诊：足内外踝肿胀明显减轻，行走时疼痛消失，肌肤紫蓝色大减。守原法再治疗1次。

10月14日三诊：左足活动自如，肤肿、瘀紫等基本消失，未予治疗。

1个月后随访，疼痛未见。

◆案四◆

武某，男，18岁，尼日尔人。初诊时间：1978年7月8日。

主诉：左足扭伤4月余。

现病史：4个月前参加学校足球赛不慎扭伤左足，当时疼痛较重，行动不便。经服西药及外敷药物，疼痛始终未消失。曾到马拉迪省某医院体疗科按摩及理疗，疼痛未能控制。

查体：左足外踝关节周围无红肿，外踝前下缘相当于丘墟穴压痛明显，踝关节背屈24°，跖屈46°，中跗关节外翻26°，内翻28°。舌暗、边有瘀斑，苔薄白，脉弦。

中医诊断：左足扭伤（血瘀型）。

西医诊断：左踝关节软组织损伤。

治则：活血化瘀，通经活络。

取穴：阳池（右）。

治疗过程：局部常规消毒，缓慢捻进法进针，局部出现酸胀感且往上下放散，留针25分钟，中间行针3次，边行针边令患者活动左踝关节。行针的过程中疼痛减轻，起针后疼痛大减。

次日二诊：除患处隐痛外，余无不适。

针3次后，疼痛基本消失。第4日患者来诊告知，疼痛完全消失，跑步、活动均不受限。

◆案五◆

患者，女，35岁，尼日尔人。初诊时间：1985年9月27日。

主诉：右踝关节扭伤两天。

现病史：两天前因工作需要晚上外出，行走中不慎扭伤右踝关节。当时自觉右踝关节疼痛，但较轻，回家后疼痛加重。到医院诊治，服药后疼痛未见减轻。

查体：右踝关节周围无红肿，但右足丘墟穴附近压痛明显，踝关节背屈18°，趾屈36°，中跗关节外翻24°，内翻27°。舌暗、边有瘀斑，苔薄白，脉弦。

中医诊断：踝扭伤（血瘀型）。

西医诊断：右踝关节软组织扭伤。

治则：疏通经络，活血化瘀。

取穴：阳池（左）。

治疗过程：局部常规消毒，缓慢捻进法进针，进针后取得较强针感，留针30分钟，每10分钟行针1次，边行针边令患者活动患足。15分钟后疼痛减轻，20分钟后疼痛基本消失，30分钟后疼痛完全消失，随即起针，患者活动自如。

3个月后随访，自针刺疼痛消失后，至今未见复发。

◆案六◆

马某，男，24岁，尼日尔人。初诊时间：1985年5月23日。

主诉：右手腕关节扭伤 10 天。

现病史：患者 10 天前手持重物，不慎扭伤右手腕关节而疼痛，手腕活动不便。经体疗科医师按摩未效。

查体：局部无红肿，右手腕相当于阳池穴附近有压痛（+++），手背屈、向内外侧屈均无疼痛，向掌心屈则受限，且疼痛加剧。舌暗、边有瘀斑，苔薄白，脉弦。

中医诊断：右手腕关节尺侧扭伤（气滞血瘀型）。

治则：通经活络，活血化瘀。

取穴：丘墟（左）。

治疗过程：局部常规消毒，采用缓慢捻进法进针，用 32 号 1 寸毫针，刺入 0.6 寸左右，局部出现酸胀感且往足背放散，留针 30 分钟，每 10 分钟行针 1 次，边行针边令患者活动右手关节。行针 2 分钟后疼痛稍减，起针时感觉微隐痛。

第 2 天二诊：仍觉患部微痛，活动较灵活，方法同前。针刺入后，第 1 次行针后疼痛完全消失，右手腕活动自如。

半年后随访，针灸治疗后右手腕痛未复发。

◆案七◆

患者，男，28 岁，尼日尔人。初诊日期：1986 年 1 月 27 日。

主诉：右手腕关节、肘关节下缘疼痛 5 天。

现病史：患者 5 天前无明显诱因出现右手腕关节、肘关节下缘疼痛，开始疼痛较轻，继则加重，手活动不利。曾在医院体疗科推拿，效果不明显。

查体：局部无红肿，右手大陵穴上 1 寸与通里穴之间及前臂均有压痛（++），手腕活动欠佳，背屈（伸）30°，掌屈 44°，尺侧倾斜（尺屈）24°，桡侧倾斜 21°。舌暗、边有瘀斑，苔薄白，脉弦。

中医诊断：肘、腕关节疼痛（气滞血瘀型）。

治则：疏通经络，调和气血。

取穴：太冲（左）。

治疗过程：局部常规消毒，缓慢捻进法进针，进针 0.7 寸时局部出现胀痛感，且向下放散至足大趾，向上到足关节下缘，留针 30 分钟，每 10 分钟行针 1 次，边行针边令患者活动右手掌腕关节。15 分钟后疼痛明显减轻，20 分钟后疼痛消失，起针时患部无疼痛，活动自然。

1 个月后相遇时诉，右手肘、腕关节疼痛至今未复发。

◆案八◆

季某，男，26 岁，尼日尔人。初诊日期：1986 年 7 月 1 日。

主诉：右踝关节扭伤 1 年余。

现病史：患者 1 年前参加足球比赛，不慎扭伤右侧外踝关节。当时患部疼痛较重，步履不便，疼痛从局部向小腿外侧放散。曾到医院诊治，经服药、药酒外搽，虽疼痛大减，但疼痛未除。

查体：右足踝关节无红肿及压痛，但在外踝尖上至腓骨外缘（即悬钟、光明、阳辅、外丘等穴）均有压痛感，小腿活动受限，踝关节背屈 28°，跖屈 46°，外翻 30°，内翻 26°。

舌暗、边有瘀斑，苔薄白，脉弦。

中医诊断：右踝关节扭伤后遗症（气滞血瘀型）。

治则：祛风散寒，舒筋活络，活血化瘀。

取穴：外关（左）。

治疗过程：局部常规消毒，用32号1寸毫针，缓慢捻进法进针，针尖在皮肤浅层时局部出现麻感，且往周围放散。进针0.7寸左右，酸麻胀感往上下放散，继续捻针2分钟，用平补平泻法，留针25分钟，每10分钟行针1次，边行针边令患者活动右踝关节及小腿。15分钟后疼痛稍缓解，25分钟起针时疼痛减轻。

次日二诊：痛减，尤其压痛点痛大减，穴位、手法同前，治疗后疼痛继减。

第3天三诊：压痛点微痛，处理同前，针刺入出现感觉，10分钟后隐痛随即消失，出针后右足踝关节及小腿活动如常。

第4天四诊：伤足完全无痛，步履正常，未予治疗。

4个月后随访，患者回去后右足疼痛未见复发。

【按语】上述8个案例均运用了同名经相应交叉取穴法。

本法根据《黄帝内经》中缪刺、巨刺、远道刺的原则，即"病在左取之右，病在右取之左""上病下治，下病上治"等引申而来，由王登旗教授结合50多年临床经验而提出。采用同名经相应交叉取穴法治疗急性腕踝关节扭伤，效果十分明显，屡用屡效，具有易学、方便、经济、见效快、无不良反应等特点。腕踝关节软组织扭伤后，局部出现筋脉损伤、血瘀凝滞、脉络不通、气血运行不畅而造成局部肿胀疼痛及正常功能失调。采用该法，可边行针、留针，边嘱患者活动患部，以促进局部气血流通，络脉通畅，通则不痛，而达到消肿止痛的目的。

王登旗教授曾用此法系统观察了腕踝关节软组织扭伤49例，多 1 ~ 4 次获愈。

同名经相应交叉取穴法以中医学脏腑、阴阳、经络学说为理论基础，所谓交叉就是在同名经取穴时，取上、下肢同名经对侧相应的穴位治疗。比如，右足内踝关节扭伤相当于商丘穴，取对侧手上同名经左侧太渊穴治疗。

所谓同名经是十二条正经按太阳、阳明、少阳、太阴、厥阴、少阴经分成六组，如手阳明大肠经和足阳明胃经同属阳明经，手少阳三焦经和足少阳胆同属少阳经。相应取穴如手太阴肺经少商（井穴）与足太阴脾经隐白穴（井穴）。

同名经相应腧穴由山西省医学院尚古愚老中医提出，用于四肢疼痛、麻胀、外伤性疼痛或出血等效果良好。其取穴特点：①手足太阴经：少商和隐白、鱼际与太白、太渊与商丘、列缺与三阴交、尺泽与阴陵泉。②手足阳明经：商阳与厉兑、合谷与陷谷、阳溪与解溪、手三里与足三里、曲池与犊鼻、肘髎与梁丘、臂臑与伏兔、肩髃与髀关。③手足少阴经：少冲与涌泉、少府与然谷、神门与照海、通里与太溪、少海与阴谷。④手足太阳经：少泽与至阴、前谷与足通谷、后溪与束骨、腕骨与金门、阳谷与申脉、养老与昆仑、支正与承山、小海与委阳、臑俞与承扶。⑤手足厥阴经：中冲与大敦、劳宫与太冲、大陵与中封、郄门与蠡沟、曲泽与曲泉。⑥手足少阳经：关冲与窍阴、中渚与足临泣、外关与绝骨、肩髎与环跳。

采用同名经相应交叉取穴法治疗腕踝关节软组织扭伤，首先应辨别扭伤部位属何经，详细部位或相当于哪个穴位周围，然后在相应交叉的穴位处针刺，如腕关节内侧附近扭伤取对侧踝关节内侧附近腧穴、踝关节外侧附近扭伤取对侧腕关节外侧附近腧穴治疗。

急性腰扭伤案

林某，男，38岁。初诊时间：2008年10月16日。

主诉：腰部疼痛、活动受限半天。

现病史：患者上午弯腰背米袋时不慎"闪腰"，随即腰部疼痛，活动受限，卧床休息半天未见缓解，由家人搀扶来诊。

查体：被动体位，表情痛苦，腰部肌肉紧张僵硬，腰部脊柱中、下段局部有明显压痛和叩击痛，腰部活动受限，坐卧翻身困难，咳嗽、大声说话、深呼吸时疼痛加重，无下肢放射痛，直腿抬高试验阳性。舌淡暗，苔薄白，脉弦。

辅助检查：腰椎X线片提示"腰椎骨质未见异常"。

中医诊断：腰痛（瘀阻经络型）。

西医诊断：急性腰扭伤。

治则：活血化瘀，通经止痛。

取穴：人中。

治疗过程：让患者坐在椅子上，常规消毒人中穴，取1

寸毫针用缓慢捻进法进针，针过皮肤后，呈45°向上斜刺至0.3寸左右，用捻转提插法使患者出现眼睛湿润（或有眼泪流出）即可留针，留针半小时。留针期间，每5分钟行针1次，并嘱患者活动腰部。留针10分钟后，患者感觉腰部疼痛减轻，嘱患者起身，缓慢行走。患者来回走了十几步后可以无需人搀扶而能独立行走。经1次治疗，腰部疼痛消失，活动行走自如。

半个月后随访，病未复发。

【按语】急性腰扭伤会使患者腰部经络受阻，气滞血瘀，气血运行不通，不通则痛。腰部主要有督脉和足太阳膀胱经循行。本案患者腰部脊柱局部压痛明显，此乃督脉瘀阻所致。"经络所过，主治所及"，本案取督脉经穴人中穴治疗，因人中活血化瘀止痛效果明显，又由于督脉统领膀胱经等阳经，针刺人中不仅能疏通督脉，对腰部诸经络亦有调节作用。一穴多用，用穴力求从简，以减轻患者的痛苦。另外，在留针时，嘱患者活动腰部，促进局部经脉气机畅通，气血运行无阻，则关节活利。

肩痹案

◆案一◆

林某，男，60岁。初诊时间：1988年3月5日。

主诉：左肩胛疼痛半月余。

现病史：两周前夜眠时左肩部暴露被外，次日起床时自觉左肩胛部疼痛，可以举臂，但觉疼痛加重，上肢前伸、后伸时亦痛。曾在当地医院诊治，服药未见显效。

查体：局部无红肿，左侧肩髃、天宗等穴附近有压痛感，提臂、外旋均受限。舌淡，苔薄白，脉弦紧。

中医诊断：肩痹（风寒阻络型）。

西医诊断：肩周炎。

治则：祛风散邪，通经活络。

取穴：养老（左）、温溜（左）。

治疗过程：采用缓慢捻进法进针，每隔5分钟行针1次，留针到15分钟疼痛稍缓解，留针25分钟后出针，疼痛减半。

次日二诊：疼痛明显缓解。再按原法针刺1次，疼痛基本消失，活动自如。

1个月后随访，病未复发。

◆案二◆

李某，男，35岁。初诊时间：1983年6月15日。

主诉：左肩部疼痛3天。

现病史：自诉3天前手提重物后出现左肩部疼痛，疼痛放散至肩臂部内侧缘，活动则疼痛加剧，抬肩受限，症状逐渐加重。

查体：局部无红肿，肩臂内侧缘有压痛感，左手往前不能平抬。舌暗，苔薄白，脉弦。

中医诊断：肩痹（气滞血瘀型）。

西医诊断：肩周炎。

治则：舒筋活络，通调气血。

取穴：阴郄（左）、郄门（左）。

治疗过程：取上两穴，针刺手法同案一，出针后疼痛大减，左手能往前抬平肩部，往上举亦高些。

次日二诊：肩部疼痛消失，活动自如，为巩固疗效，再按原法针刺 1 次。

半个月后随诊，痛未见复发。

◆案三◆

患者，女，25 岁，尼泊尔人。初诊时间：1985 年 9 月 19 日。

主诉：左肩部疼痛已 6 天。

病史：患者睡眠时左肩部露出被外，当天下雨而受凉，第 2 天早上起床时，自觉左肩部疼痛，且放散至左肩部内侧缘，手活动受限。曾到医院诊治，服药后疼痛未见明显减轻，今天上午 8 点多来诊时，病症加重，左手不能抬举，活动则痛甚。

查体：肩部微肿，肩部内侧缘有压痛感，左手往前不能抬平。舌淡，苔薄白，脉弦紧。

中医诊断：肩痹（风寒阻络型）。

西医诊断：肩周炎。

治则：祛风散寒，通经活络。

取穴：阴郄（左）、郄门（左）。

治疗过程：采用缓慢捻进法进针，用 32 号 1 寸毫针刺入 0.5 寸左右时局部出现酸胀感，且往上、下放散，留针 25

分钟，每隔 5 分钟行针 1 次，留针 15 分钟时疼痛缓解，出针后疼痛大减，左手能往前抬平肩部及往上举高。

次日二诊：疼痛消失，活动自如。为了巩固疗效，再针 1 次，取穴、手法同前。

20 天后随访，病未见复发。

【按语】上述 3 个案例均选取郄穴治疗。郄穴是各经脉在四肢部经气深集的部位，"郄"有空隙之意，临床上常用来治疗各经的急性病痛，即治疗本脏腑的急性病及本经所属的脏腑疾病。用郄穴治疗肩痛、肩胛痛需辨经取穴，取手三阳经的温溜、会宗、养老及手三阴经的孔最、郄门、阴郄等穴治疗。

案一系风寒之邪侵袭手阳明大肠经、手太阳小肠经，经脉受阻，气血流行失畅而致，治以祛风散邪，通经活络，取该两经郄穴温溜、养老等穴针之。

案二系手少阴心经、手厥阴心包经络脉受阻，气血运行不畅，不通则痛，治以舒筋活络，通调气血。郄穴能治疗本经脉、脏腑的急性病，故取手少阴心经郄穴阴郄及手厥阴心包经郄穴郄门。

案三系风寒之邪侵袭手少阴心经、手厥阴心包经，络脉受阻，气血不通，不通则痛而致，治以祛风散寒，通经活络，故取此两经的郄穴阴郄、郄门。

操作方法：穴位常规消毒，选用 1 寸 30 号毫针，用缓慢捻进法进针，针直刺入皮肤后，针尖朝上臂斜刺 0.3～0.7 寸，要求酸、麻、胀等感觉往前臂、上臂放散或往手腕、指尖放散后，继续捻针 1～2 分钟，留针 20～30 分钟，每隔

5分钟行针1次，留针期间令患者活动肩部，抬肩、外旋、后弯等动作1分钟，疼痛减轻，一般针刺1～3次疼痛大减，甚至疼痛消失。

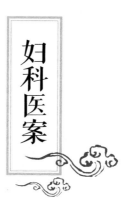

妇科医案

痛 经 案

李某，女，34岁。初诊时间：1980年3月24日。

主诉：痛经5年。

现病史：患者15岁月经初潮，当时每次月经来潮时经色、经量均正常，3～5天月经干净。24岁结婚，1年后生小孩1个。后来每月经期及行经天数均同前正常。但近5年每次月经来潮期间少腹轻微疼痛，病始较轻，继则逐渐加重，四肢乏力，尤其近两年来为甚，月经干净后腹痛消失，经中西药物治疗后未见显效。

查体：神志清楚，面色少华，形体消瘦。舌淡，苔薄白，脉沉涩。

中医诊断：痛经（虚寒型）。

治则：温补冲任，祛散寒邪，益肾壮阳。

取穴：足三里（双）、地机（双）、关元、肾俞（双）、命门。

治疗过程：上述穴位依照仰卧位及俯卧位每次取3穴，穴位消毒后，用32号1～1.5寸毫针，采用缓慢捻进法进针，得气后用平补平泻法，留针30分钟，每隔5分钟行针1次，并在关元或命门施温和灸10分钟。治疗两次后疼痛稍减，治疗6次后月经干净，腹痛止。

第2个月二诊：月经来潮腹痛减轻，经色、经量均正常，针灸取穴、操作手法同第1次。治疗4次后，月经干净，腹痛止。

第 3 个月三诊：经过两个月经周期的治疗，月经来潮时腹痛轻微，经色、经量均正常，方法同前。

第 4 个月四诊：月经来潮时无腹痛，方法同前。

第 5 个月五诊：月经来潮时无腹痛，经色、经量均正常，巩固治疗 1 次，方法同前。

经过两个月观察，病未复发。

【按语】本案痛经属寒邪入络，客于胞宫，寒湿阻滞，气血运行不畅，不通则痛。治以温补冲任，祛散寒邪，益壮肾阳。足三里补虚弱，扶正培元；地机为脾经郄穴，可治疗本脏腑的急性病，有调补肝肾、理血调经之功；关元益气摄血；肾俞补益肾气，益命火，壮肾阳；命门温阳益肾，强腰健骨。诸穴合用，共奏通经活络、行气化瘀、温经止痛之效。

闭 经 案

覃某，女，25 岁。初诊时间：2010 年 3 月 1 日。

主诉：停经 3 月余。

现病史：患者 14 岁月经初潮，经色、经量正常，约 28 天 1 次，每次持续 4～5 天，色红，量中等。6 个月前月经开始不规则，延后，30～35 天 1 次，量少，色紫。2009 年 11 月 20 日末次月经，今已 3 个月月经未潮，伴食欲不振，腹胀乏力，睡眠不佳，未做任何治疗。

查体：神志清楚，面色苍白，形体略消瘦。舌淡，苔薄白，舌体稍胖，舌边有齿印，脉细。

中医诊断：经闭（气血两虚型）。

西医诊断：闭经。

治则：健脾养胃，补气养血。

取穴：

第1组：合谷（双）、中脘、关元、足三里（双）、三阴交（双）、血海（双）、印堂。

第2组：心俞（双）、膈俞（双）、脾俞（双）、胃俞（双）、肾俞（双）、次髎（双）。

治疗过程：以上两组穴位隔日交替使用，缓慢捻进法进针，得气后用平补平泻法，留针30分钟，留针时用红外线灯照关元或肾俞。患者因工作原因只能3天1次或4天1次接受治疗，断断续续经过20多次治疗后，2010年6月5日月经来潮，但经量仍少。再治疗10次，7月10日月经来潮，经量较前增加。又经12次治疗，8月20日月经来潮时经量正常，乏力、失眠等症消失。

2011年12月随访，月经正常。

【按语】取任脉关元，因关元通于胞宫，与足三阴经交会，可调冲任，补元气；三阴交为足三阴经交会穴，可调冲任，补元气，调节肝、脾、肾三脏；中脘、足三里、脾俞、胃俞可健脾养胃，化生气血；肾俞、次髎可补肾气，益肾精，健腰调经；膈俞、血海有行血活血、补血的作用；合谷配三阴交能通经活血，促进月经来潮；印堂、心俞可镇静安神，促进睡眠。

闭经是临床上的常见病和疑难病，导致闭经的病因病机复杂，可分为虚实两种，虚则补之，以健脾养胃、养肝肾补气血为主，实则以活血、调气为主，但无论虚实，当补中有通，泻中有养，治疗闭经不能见经行即停针。王登旗教授认为，月经来潮前3天开始治疗直至月经干净后3天为止，一般连续3个月可恢复正常周期。

崩漏案

韦某，女，32岁。初诊时间：2010年3月18日。

主诉：阴道流血20天。

现病史：患者自2003年8月生完小孩后行经期都在7天以上，近3年来每次月经来潮时经期持续10天，月经周期正常（28～30天）。末次月经为2月27日，但至今仍未干净，经量时多时少，经色淡红，无血块，无少腹痛，白带量多，清稀无异味。

查体：面色苍白。舌淡，舌边有齿印，苔薄白，脉沉细。

中医诊断：崩漏（脾气虚弱型）。

治则：健脾益气，固摄止血。

取穴：外关（双）、足三里（双）。

治疗过程：采用缓慢捻进法进针，得气后加电针用连续波，留针30分钟。

次日二诊：昨日针灸后阴道流血止，取穴、操作同前。为巩固疗效，共针灸10次（1个疗程），病愈。

半年后随访，未见异常。

【按语】患者素有经期延长，脾气虚弱可知。脾气虚陷，统摄无权，冲任失固，不能制约经血，故成崩漏。外关是手少阳三焦经的络穴，八脉交会穴之一，通阳维脉，为阳气之关，专疏泄三焦之邪热，有调理气血的功能；足阳明胃经是多气多血之经，足三里是此经的合穴、土穴，能健脾益气。两穴相配，脾气健旺，气能摄血，冲任脉盛，则经血停，崩漏止。

带下案

李某，女，44岁。初诊时间：1989年12月28日。

主诉：白带量多3月余。

现病史：近3个月来白带过多，似月经来潮，带下色白，质黏稠，无臭味，绵绵不断，四肢不温，精神疲倦，纳少。曾到医院诊治，服中药15剂未见效果。

查体：面色萎黄，四肢倦怠。舌淡，苔白腻，脉缓。

中医诊断：带下过多（脾气虚型）。

治则：温中散寒，健脾化湿。

取穴：足三里、曲池、中脘、气海、关元、三阴交、外关、地机。

治疗过程：将上述穴位分为3组。

第1组：针刺足三里（双）、曲池（左），温和灸中脘15分钟。

第2组：针刺曲池（右）、三阴交（双），温和灸气海、关元各10分钟。

第3组：针刺外关（左）、地机（双），温和灸关元15

分钟。

上述 3 组穴位，每天取 1 组，交替使用，用缓慢捻进法进针，得气后用补法，留针 20 分钟。

针灸治疗 3 次后白带稍减，治疗 8 次后白带明显减少，治疗 10 次后白带止，再治疗 5 次巩固疗效。

半个月后随访，病未复发。

【按语】本病主要因湿邪乘脾，脾气损伤，运化失常，水谷精微不能上输以化血，反聚而成湿流注下焦，伤及任带而成，治以温中散寒，健脾化湿。足三里可健脾和胃，理气渗湿。《针灸学简编》曰"足三里主治范围很广，主治带下，恶阻，产后腹痛。"气海灸之可温下焦，祛寒湿，固精止带；三阴交为足三阴经之交会穴，有健脾渗湿、调理肝肾之功；地机为脾经郄穴，针之有健脾利湿、调补肝肾之功；曲池可疏风解表，调和气血，利水除湿；中脘为任脉经穴，又为任脉与手太阳小肠、手少阳三焦、足阳明胃交会穴，胃的募穴、腑之会穴，有调理升降、和胃气、理中焦、化湿浊之功；外关为手少阳三焦经络穴，又是八脉交会穴之一，通于阳维脉，针之有疏表邪、宣窍络、调理三焦气化之功；关元为足三阴经的交会穴和小肠经募穴，温和灸之，有疏调三阴、培元固本之用。诸穴同用，共奏温中散寒、健脾利湿、调理任带之功。

滞产案

林某，女，36岁。初诊时间：1973年8月10日。

主诉：临产妇羊水破已达10小时，胎儿未下。

现病史：医生代述，产妇临产羊水早破已达10小时，胎儿未下，由于产时用力过早，耗气伤力，母已无力，胎儿停住，不能逐渐下降，而致难产，请王老上午10时30分到产房会诊。

查体：孕妇素体虚弱，面色少华，精神较差，语音低。舌淡，苔薄白，脉沉细而弱。

中医诊断：滞产（气血虚弱型）。

西医诊断：难产。

治则：补养气血，益气催产。

取穴：合谷（双）、三阴交（双）、至阴（双）。

治疗过程：用缓慢捻进法进针，先针刺合谷穴，进针0.7寸左右，出现酸麻胀感觉，当感觉往上放散至前臂，往下放散至拇、食指时，施行九阳数、重按轻提补法，留针15分钟，中间行针两次；三阴交进针后，感觉往上放散至小腿内侧5寸左右，往下放散至足背内侧，然后施行六阴数泻法，即重提轻按，留针20分钟，中间行针3次；接着用米粒大艾炷直接灸至阴，各灸7壮，中午12点治疗结束。当天下午4点35分胎儿顺利娩出，产妇、婴儿均好。

【按语】该产妇由于气血不足，加上羊水早破而致难产，治以补养气血、益气催产为原则。合谷为手阳明大肠经原穴，三阴交为足三阴经之交会穴，拟气血同行，两者缺一不成，是互相为用，互相依靠，气行则血行。针刺时合谷用补法，三阴交用泻法。合谷为原穴，原穴与三焦关系密切，可导源于脐下肾间动气，关系整个人体的气化功能，是增强整体功能的要穴；三阴交为足三阴经交会穴，有补脾胃、疏下焦、理肝肾、通气滞、调血室、理精宫之功；至阴为足太阳膀胱经井穴，有祛风通络、调整阴阳、清头明目、矫正胎位之效，主治难产，胎位不正。三穴合用，其功益彰，而达催产之目的。

恶露不绝案

李某，女，30岁。初诊时间：1986年5月5日。

主诉：产后恶露不净1个月。

现病史：患者产第2胎，1个月前足月生产1女婴，因产程较长，出血过多，至今恶露不净、量多、色淡红、无臭味，伴全身疲倦，头晕，少气懒言。曾到医院诊治，服中药10剂，效果不明显。

查体：面色无华，腹部软、无压痛。舌淡，苔薄白，脉沉细。

中医诊断：恶露不绝（气血虚型）。

西医诊断：产后病。

治则：扶元固本，补气摄血。

取穴：血海（双）、足三里（双）、三阴交（双）。

治疗过程：采用缓慢捻进法进针，得气后用平补平泻法，留针 20 分钟，每 5 分钟行针 1 次。起针后患者感觉精神好转。

第 2 天二诊：诉恶露减少，治法同前。

第 3 天三诊：恶露基本消除。再针灸治疗 3 次，巩固治疗效果。

【按语】本案患者素体虚弱，加之产程较长，失血过多，选用以上 3 穴治之。足三里是足阳明胃经之合穴，具有理脾胃、调气血、补虚弱、扶正培元之功；三阴交是足三阴经之交会穴，具有补脾胃、疏三焦、理肝肾、调血室、理精宫、通经络之功；血海为足太阴脾经之穴，针灸此穴有引血归脾之权，犹如江河下百川入归诸海之意。三穴合用，共奏扶元固本、补气摄血之效。

乳痛案

梁某，女，27 岁。初诊时间：1969 年 11 月 21 日。

主诉：左乳房肿痛 3 天。

现病史：3 天前左乳房肿胀疼痛，疼痛放散至上肢，且恶寒发热，全身不适，身热，处于哺乳期，口渴欲饮，口臭、便秘。曾到外科诊治，医生开青霉素注射，因皮试过敏而求针灸治疗。

查体：精神欠佳，面部微红，体温 38.7℃。舌红，苔黄，脉弦数。

中医诊断：乳痛（肝郁胃热型）。

西医诊断：急性乳腺炎。

治则：清热散结，消肿止痛。

取穴：大椎、曲池、天宗、足三里、肩井。

治疗过程：将上述穴位分为3组。

第1组：大椎、天宗（左）、曲池（双）、足三里（左）。

第2组：肩井（双）、曲池（双）、足三里（右）、天宗（左）。

第3组：大椎、天宗（左）、曲池（左）、足三里（右）。

上述3组穴位，每天取1组，交替使用。采用缓慢捻进法进针，用平补平泻法，留针25分钟，每5分钟行针1次。当日治疗取第1组穴位，起针后自觉浑身舒畅。

11月22日二诊：诸症减轻，体温37.5℃，取第2组穴位治疗，手法同前。

11月23日三诊：自诉体温正常，诸症基本消失，取第3组穴位治疗，手法同前。

11月24日四诊：经3天治疗后一切正常，乳痈痊愈，再治疗1次巩固疗效。取天宗（左）、大椎、足三里（左），用平补平泻法，进针得气后，留针20分钟，留针期间行针两次。

3天后随访，一切正常，病未复发，可正常工作。10天后再访，病未见复发。

【按语】乳痈多发生在哺乳期，初产妇发病率高，中医学记述也颇多，如《备急千金要方》曰："又有产后小儿口中呵吹，以致肿结而痛，名曰吹奶。"本病因产后饮食不节、肝胃不和、肝郁气滞、胃热熏蒸、乳络不通而致，治以清热散结，消肿止痛。大椎为督脉腧穴，又是诸阳之会，具有宣

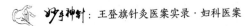
阳和阴、疏风解表、清热通里之功；曲池为手阳明大肠经之合穴、土穴，有理脾胃、调气血、泻阳明热毒之用；天宗为手太阳小肠经经穴，是治疗乳痈的主穴之一，针之具有疏通局部经气、清热镇痛之作用。

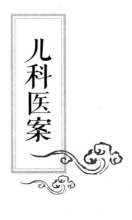

儿科医案

疳 积 案

◆案一◆

李某，男，3岁。初诊时间：1989年11月21日。

主诉：其父代述，患儿纳差3个月。

现病史：患儿平素饮食不节，纳食差，吃一餐饭需40～50分钟，面黄肌瘦，用手抓人，夜间睡眠哭。曾到医院诊治，服中西药物后，效果不佳。

查体：精神欠佳，两目无神。舌淡，苔薄白，脉细。

中医诊断：疳积（脾胃虚弱型）。

治则：调理脾胃，消积导滞。

取穴：四缝（双）、足三里（双）、手三里（双）、合谷（双）、三阴交（双）。

治疗过程：先用28号0.5寸毫针点刺四缝穴挤出少量黄色液体，再用消毒干棉签按压穴位。接着用32号1寸毫针，采用快速捻进法进针其他穴位，得气后用平补平泻法，捻针20秒后起针。

第3天二诊：针刺后这两天夜间不哭，纳食好转，方法同前。

第6天三诊：患儿饮食、睡眠等已正常，再治疗1次巩固疗效。

半个月后随访，家长诉患儿现一切正常。

◆案二◆

吴某，男，2.5 岁。初诊时间：1980 年 10 月 21 日。

主诉：其母代诉，患儿纳差 4 个月。

现病史：患儿纳差 4 个月，伴面黄肌瘦，毛发焦枯，两目无神，脘腹胀痛，大便溏泄，时有完谷不化等。曾在当地医院诊治，服药后，病情变化不大。

查体：面色萎黄，身体较虚弱。舌淡，苔薄白，脉缓。

诊断：疳积（脾胃虚弱型）。

治则：调理脾胃，消积导滞。

取穴：四缝（双）、足三里（双）、手三里（双）、合谷（双）、三阴交（双）。

治疗过程：先用 28 号 0.5 寸毫针点刺四缝穴挤出少量黄色液体，再用消毒干棉签按压穴位。接着用 32 号 1 寸毫针，采用快速捻进法进针其他穴位，得气后用平补平泻法，捻针 20 秒后起针。隔 3 天治疗 1 次。

二诊：经过 1 次治疗，病情好转，共针刺 3 次痊愈。

1 个月后随访，患儿饮食、睡眠一切正常。

◆案三◆

刘某，男，3 岁。初诊时间：1980 年 11 月 21 日。

主诉：其母代述，患儿饮食异常 3 年，加重半年余。

现病史：患儿从小饮食异常，有时吃的饭量已够，但仍要吃，不给他吃就哭，有时拿异物吃，肚子很大，青筋暴露，常说肚脐周围痛，晚上睡觉咬牙。曾到医院诊治，服西药后症状有些好转。近半年来病情加重。

查体：面色萎黄，毛发焦疏，精神欠佳。舌淡，苔薄白，脉细略弦。

诊断：疳积（脾胃虚弱型）。

治则：调理脾胃，消积导滞。

取穴：四缝（双）、足三里（双）、手三里（双）、合谷（双）、三阴交（双）。

治疗过程：先用28号0.5寸毫针点刺四缝穴挤出少量黄色液体，再用消毒干棉签按压穴位。接着用32号1寸毫针，采用快速捻进法进针其他穴位，得气后用平补平泻法，捻针20秒后起针。隔两天治疗1次，针刺3次后症状减轻，针刺5次后症状明显好转，共治疗7次，基本痊愈，再巩固治疗1次。

1个月后随访，患儿肚痛止，纳谷佳，睡中不咬牙，一切正常。

【按语】疳积为3岁以下小孩的常见病、多发病，多因娇生惯养，饮食不节，脾胃虚损，运化失宜，吸收功能障碍，食物停滞中焦而致。症见面黄肌瘦，头发稀疏，纳呆厌食，嗜食无度，或嗜食异物，脘腹胀大，睡中咬牙，舌质淡，苔薄，脉细，或舌苔薄腻，脉滑数或脉细弦等。

疳积治疗以调理脾胃、消食导滞为原则，经外奇穴四缝可消积导滞，是治疗疳积的经验特效穴；足三里、三阴交为脾胃经腧穴，可促进肠胃蠕动，通降肠胃。诸穴合用，效果明显。

脑 瘫 案

◆案一◆

甘某，男，3 个月。初诊时间：2004 年 3 月 5 日。

主诉：其母代诉，小孩出生已 3 个月，全身软弱乏力。

现病史：患儿足月产，出生后全身黄疸，经治疗，黄疸消失。平时易感冒。现已 3 个月，全身软弱无力，头抬不起来。经头颅 CT 检查，诊为脑瘫。

查体：精神不振，面色苍白，全身软弱无力，头抬不起。舌淡，苔薄白，脉细弱。

中医诊断：五迟（肝肾亏虚型）。

西医诊断：脑瘫。

治则：培补肝肾，健脑益心，疏通经络，补益脑髓。

取穴：

1. 体针组：肩髃（双）、曲池（双）、合谷（双）、足三里（双）、伏兔（双）、梁丘（双）、解溪（双）、地机（双）、三阴交（双）、太冲（双）、大椎、肾俞（双）、环跳（双）、秩边（双）、风池（双）、风府、哑门、廉泉、通里（双）。

2. 头针组（均取双侧）：运动区、感觉区（上 1/5、中 2/5、下 2/5）、足运感区。

治疗过程：治疗分为体针组、头针组两组穴位，每天取 1 组。

1. 体针组：每次取 8～10 个穴位，用 0.25 号 1 寸毫针，采用缓慢捻进法进针，得气后留针 15 分钟，中间行针两次，用迅速抖出法起针。

2. 头针组：取头部运动区、感觉区双侧及足运感区，用 0.25 号 1 寸毫针，采用缓慢捻进法进针，沿头皮斜刺，进针得气后，留针 30 分钟，每隔 5 ～ 7 分钟行针 1 次。留针期间令家属活动患者手足 3 分钟，30 分钟后治疗结束。

治疗 20 次为 1 个疗程，休息 5 天，再行第 2 个疗程。

经 1 个疗程治疗，症状有所减轻，继续第 2 疗程，取穴、手法同前。

经两个疗程治疗，手足软弱无力有所好转，继续第 3 疗程，取穴、手法同前。

经 3 个疗程治疗，全身有力，头可抬起，头向左、右转动基本正常，继续第 4 疗程，取穴、手法同前。

经 4 个疗程、80 次治疗后，患儿抬头自如，全身、手足均有力，与正常小孩基本一样。再针刺 10 次巩固疗效。休息 5 天。

半个月后随访，患儿一切正常。今已上中学读书。

◆案二◆

蒋某，男，4 岁 3 个月。初诊时间：2009 年 5 月 17 日。

主诉：其母代诉，患儿 4 岁多，说话不清，不能正常行走。

现病史：患儿 37 周早产，剖腹产，出生时评为"无异常"，两个月时发现颈软无力，6 个月不会翻身、不会坐、头抬不起，口流涎，四肢肌张力增高。后到梧州市某医院诊治，诊为轻度脑瘫，给予针灸及康复治疗，病情稍有改善。为寻求进一步治疗，而来针灸科就诊。

查体：患儿神清，语言不清晰，口流涎，双上肢旋前，肘屈曲，右手灵活度差，双下肢肌张力增高，两足能拖步样行走，但足尖后离地，右足较重，左足外翻。舌淡，苔薄白，脉细。

中医诊断：五迟（肝肾亏虚型）。

西医诊断：脑瘫。

治则：滋补肝肾，健脑养心，疏通经络。

取穴：

1.体针组：肩髃（双）、曲池（双）、合谷（双）、梁丘（双）、伏兔（双）、足三里（双）、解溪（双）、地机（双）、三阴交（双）、太冲（双）、环跳（双）、秩边（双）、肾俞（双）、大椎、风池、哑门、通里（双）、廉泉。

2.头针组（均取双侧）：运动区、感觉区（上 1/5、中 2/5、下 2/5）、足运感区。

治疗过程：治疗分为体针组、头针组两组穴位，每天取1组。

1.体针组：每次取 8～10 穴，用 0.25 号 1 寸毫针，采用缓慢捻进法进针，得气后留针 15 分钟，中间行针 2 次，用迅速抖出法起针。

2.头针组：取运动区、感觉区双侧及足运感区，用 0.25 号 1 寸毫针，采用缓慢捻进法进针，得气后留针 30 分钟，每隔 5 分钟行针 1 次。留针期间令家属活动其手足 3 分钟，每隔 5 分钟活动 1 次，30 分钟治疗结束。

20次为1个疗程，休息5天，行第2个疗程。

经过10个疗程的治疗，患儿语言较清晰，能回答简单问题，四肢肌张力明显下降，口流涎明显减少，两足症状明显减轻。

继续治疗10个疗程，患儿语言表达基本清晰，口不流涎，两足步履较前平稳，四肢活动功能基本正常，右足轻微外翻。已能正常上小学读书。

【按语】案一患儿为先天胎禀不足，肝肾亏损，后天失养，气血虚弱所致。患儿出生前已有两个姐姐，需要父母乳养，且都在南宁打工谋生，由于劳累过度，父母精血亏虚而致胎元不足，胎失所养，孕期时母亲劳累过度，营养不良，致使胎儿出生后全身黄疸，经治疗黄疸消失。平时容易感冒。出生3个月，全身软弱无力，头抬不起，谓之五迟。治则以培补肝肾、健脑益心、疏通经络、补益脑髓为主，故取手足阳明经的肩髃、曲池、合谷、梁丘、伏兔、足三里、解溪和足太阴脾经的地机、三阴交及足厥阴肝经的太冲疏通上下肢经络气血；风池、哑门、廉泉、通里快速进针出针，促进语言功能恢复；大椎、肾俞、环跳、秩边可疏通足太阳、少阳、督脉经气，改善腰腿运动功能。头针组三个区分别跨越了督脉、肝、胆、肾、膀胱经五条经脉，共奏培补肝肾、健脑益心、疏通经络、补益脑髓、增强智力之效。

案二属中医学"五迟"范畴。中医学认为，脑瘫多因父母精血亏虚，而致胎元不足，胎失所养，或在孕期时母亲劳累，营养不良，宫内感染，窒息早产，多产等因素而致胎儿在母体未能得到充足的气血营养，产时颅内缺血、缺氧等而致使痰瘀阻滞经络，筋脉窍道不通，气血不能输布于脑和四肢，而致五迟。治则以滋补肝肾、健脑养心、疏通经络为主。肩髃、曲池、合谷、梁丘、伏兔、足三里、解溪等为手足阳明经腧穴，阳明经是多气多血之经，脾胃为后天之本，气血生化之源，故可健补脾胃，疏通经络，调和气血通畅；地机、三阴交、太冲疏通上下肢经络气血，其中三阴交能纠正足外翻；风池、通里、哑门、廉泉快速进针出针，促使语言功能恢复；大椎、肾俞、环跳、秩边可疏通太阳、少阳、督脉经气，改善腰腿运动功能。头针组三个区分别跨越了督脉、肝、胆、肾、膀胱经五条经脉，可改善智力、语言及肢体运动功能，共奏滋补肝肾、醒脑开窍、健脑养心、增强智力之效。

对小儿脑瘫，早期诊断，越早治疗效果越好。用头针治疗比体针及其他疗法效果明显，见效亦快。留针期间帮助患儿活动手足3～5分钟，休息5分钟后再活动第2次。当患儿能站立，行走有些拖步走时，家属要扶患儿迈步学走路并进行语言训练。大多数患儿预后良好，有些患儿效果明显，与正常小孩无异。

五官科医案

青风内障案

◆案一◆

谢某，女，63岁。初诊时间：2005年7月18日。

主诉：左眼疼痛伴视物模糊3月余。

现病史：患者自2005年4月始自觉左眼突然胀痛，流泪，发红，视物模糊不清，左眼痛放射到太阳穴、眼睑下缘，反复发作至今已3月余，病始较轻，继则加重。曾到南宁市某医院眼科诊治，诊断为青光眼，经过服药、眼药水滴眼，变化不大，测眼压28mmHg。服药两周后，症状稍缓解，医生建议手术治疗，患者不同意。近1周来左眼胀痛，头痛加重，要求针灸治疗。

查体：面色病容，精神欠佳。舌暗红，苔薄白，脉细略弦。

中医诊断：青风内障（肝肾阴虚，肝阳上亢型）。

西医诊断：青光眼。

治则：平肝明目，滋阴降火。

取穴：攒竹透鱼腰（左）、太阳（左）、四白（左）、合谷（右）、太冲（双）、光明（双）。

治疗过程：上述穴位，每次取3～4穴。穴位消毒后，采用缓慢捻进法进针，得气后用平补平泻法，接G6805治疗仪，用连续波通电35分钟，治疗结束。每天治疗1次，10次为1个疗程，1个疗程后休息3～5天，再进行下1个疗程。经过 10 次治疗后，症状有所缓解。治疗 30 次后，症状明显好转，眼压降为 22mmHg。再治疗 10 次，眼胀痛、头痛未发作，左眼视物清楚，眼压为 18mmHg。

半个月后随访，病未复发。

◆案二◆

唐某，女，55 岁，初诊时间：2006 年 7 月 21 日。

主诉：两眼胀痛、视物不清两月余。

现病史：患者两眼微胀痛，视物模糊不清，反复发作已两月余，到当地医院诊治，测眼压左侧 28mmHg，右侧 30mmHg，诊断为青光眼。服药 1 周后，病情变化不大，医生建议手术治疗，患者及家属不同意。近 1 个星期来两眼胀痛加重，头亦痛。

查体：面色、精神一般。舌暗淡，苔薄白，脉细弦。

中医诊断：青风内障（肝肾阴虚，肝阳上亢型）。

西医诊断：青光眼。

治则：平肝明目，滋阴降火。

取穴：取穴同案一。

治疗过程：治疗操作及手法同案一。经过 20 次治疗后，症状减轻，眼压左眼为 25.5mmHg，右眼为 27mmHg。治疗 40 次后，明显好转。治疗 50 次后，基本痊愈，左眼压为 20mmHg，右眼压为 22mmHg。治疗 60 次后，患者自觉两眼很好，视物清晰，再测眼压左侧 19.5mmHg，右侧 21mmHg。

20 天后随访，自觉两眼没有不适感。

【按语】青风内障西医学称"青光眼"，属内障范畴，是我国主要致盲性眼病之一。本病与肝肾关系密切，多因风火上攻、阴虚阳亢导致眼部气血失和，经脉不利，玄府闭塞，目中神水瘀滞，目中失去滋养而发为本病。临床常见眼部、头部疼痛明显，视物不清，眼压升高，眩晕耳鸣，舌红，脉细弦等。

上述两案均因肝肾阴虚、肝阳上亢、气血运行不畅、目中神水瘀滞、目中失去滋养而致。治以平肝明目、滋阴降火为法，取太冲以平肝息风、滋阴降火；光明为足少阳胆经络穴，有清肝明目、消胀止痛之功；四白、攒竹具有通经活络、祛风明目止痛之用；太阳、鱼腰为经外奇穴，即经验之穴，可疏解头风，明目。诸穴合用，共奏通经活络、平肝明目、疏泄肝胆、平肝息风之功。

暴发火眼案

林某，男，30岁。初诊时间：1964年10月10日。

主诉：双眼红肿、流泪畏光两天。

现病史：患者两天前自觉两眼不适，继则畏光流泪，红肿疼痛，目涩难开，某医院眼科诊为急性结膜炎，用眼药水滴眼，效果不明显。

查体：双目红肿，球结膜充血，流泪，睁目困难，有分泌物。舌红，苔薄黄，脉弦滑。

中医诊断：暴发火眼（肝胆火盛型）。

西医诊断：急性结膜炎。

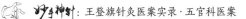

治则：清泻风热，泻火凉血，消肿止痛。

取穴：攒竹透鱼腰、合谷（左）、太冲（右）。

治疗过程：用缓慢捻进法进针，得气后用泻法，留针25分钟，每隔5分钟行针1次，眼部用艾条熨热灸各5分钟，针灸完毕后患者感觉两眼很舒服。

次日二诊，目赤红肿疼痛消失。

【按语】暴发火眼一般称"红眼病"，西医学称"急性结膜炎"，是临床上最常见的疾病。攒竹透鱼腰，有祛风热、明目止痛之作用；合谷是手阳明大肠经原穴，手阳明大肠经脉亦与目有联系，故取该穴调阳明经气血，清泄风热，消肿止痛；足厥阴肝经上连于目系，肝开窍于目，而目疾均为经气失调而致，今取太冲针泻之可导厥阴经气而达平降肝火、消肿镇痛之功；眼部用艾条熨热灸，可温通经气，促进血液循环通畅，收"血行风自灭"之效。

采用上述方法，治疗暴发火眼9例，均1～2次达到治疗目的。单取攒竹透鱼腰针泻之，对眉棱骨痛、上眼睑下垂、眼有异物感等均可收到满意的效果。

牙痛案

◆案一◆

刘某，男，8岁。初诊时间：1969年8月17日。

主诉：右下牙痛6天。

现病史：其父代诉，患儿右下后两齿被龋蚀成洞且疼痛6天，近两天疼痛加重。曾到口腔科诊治，服药后疼痛未减，不能进食，遇冷热均痛，伴口苦臭，患儿边哭边跟其父亲来诊。

查体：痛苦面容，右侧面颊部稍肿，右下后两臼齿有龋洞。舌红，苔薄黄，脉弦略数。

中医诊断：牙痛（实热型）。

西医诊断：龋齿。

治则：清热降火，消肿止痛。

取穴：颊车（右）、合谷（左）。

治疗过程：局部常规消毒，缓慢捻进法进针，先针刺颊车穴，用32号1寸毫针，针刺入0.4寸左右，出现酸麻胀感，且往周围放散，用捻转、提插泻法；合谷进针0.6寸时酸胀感往下放散至拇、食指，尤以食指明显，往上放散至肘关节上。每隔10分钟行针1分钟，留针到20分钟疼痛减，留针35分钟后起针，牙疼明显减轻。把颊车的针拔出后，再进行皮内针安全留针颊车穴。即颊车穴行常规消毒后，用消毒的图钉型皮内针刺入该穴，找到针感后，用先准备好的手指头大的胶布贴在针柄上，每次用手指按压胶布1分钟，每天按压3次。

次日二诊：患处疼痛基本控制，继续针刺上述两个穴位，手法同前。

第3天三诊：诉牙齿不痛，不用针灸治疗，仍做皮内针安全留针颊车穴。第4天取出安全留针的皮内针。

3个月、6个月随访，牙痛均未复发。

◆案二◆

李某，男，40岁。初诊时间：1979年8月4日。

主诉：左上牙痛3天，加重1天。

现病史：左上牙隐隐作痛已3天，病始时较轻，继则加重，时痛时止，且午后疼痛加重，感到牙根浮动，口不臭，进食困难。到医院口腔科诊治，服药后疼痛未见明显减轻。

查体：痛苦面容，左面颊部微肿，牙龈微红，齿动摇。舌淡无苔，脉细。

中医诊断：牙痛（阴虚火旺型）。

西医诊断：牙痛。

治则：滋补肾阴，降虚火。

取穴：太溪（双）。

治疗过程：局部常规消毒，缓慢捻进法进针，用32号1寸毫针，针刺入0.7寸左右，局部出现酸胀感，呈闪电式放散至足底，往上放散至小腿内侧缘，用补法，留针20分钟，每隔5分钟行针1次，轻提重插捻转1分钟。留针到10分钟，患者自述牙痛稍减，起针时疼痛明显减轻。

次日二诊：诉回家后即可进食，今晨起牙齿微痛。治法同前，进针后酸胀感往上下放散，但感觉没有昨天明显，留针到10分钟疼痛止，起针时牙已不痛了。

第3天三诊：诉昨天治疗至今未觉牙痛。

◆案三◆

韩某，男，53岁，初诊时间：1982年11月7日。

主诉：右下牙痛两天。

现病史：右下牙痛两天，疼痛不止，不能进食及咀嚼，服药未见显效，疼痛难忍，伴见纳差、口臭、便秘。于当天晚上9点钟来家求诊。

查体：痛苦面容，右侧面颊部稍肿，牙龈红肿较甚。舌淡，苔薄黄，脉弦。

中医诊断：牙痛（实火型）。

西医诊断：牙痛。

治则：清热降火，消肿止痛。

取穴：颊车（右）、内庭（右）。

治疗过程：缓慢捻进法进针，先针颊车穴，当针刺入0.2寸左右局部有酸胀感，入针0.4寸左右酸胀感放散至面颊部及牙齿，用泻法；内庭穴进针0.5寸左右，酸胀感下至足趾，上至踝关节上缘，用泻法。留针30分钟，每隔10分钟行针1次。留针15分钟疼痛稍减轻，留针到20分钟疼痛明显减轻，起针后疼痛基本消失。

次日二诊：诉治疗回去即可进食，今晨起牙痛未复发。

【按语】案一属虫蛀牙齿而被龋蚀成洞，洞深外邪侵入脉络，故遇冷、热、酸、甜等刺激疼痛。治以清火祛风止痛，取颊车、合谷用泻法，针刺1次疼痛明显减轻，加上颊车安全留针，保持长时间刺激，故两次告愈。

案二为虚火牙痛，属肾阴虚，虚火上炎，结于齿龈，故牙齿隐隐作痛，午后疼痛加重。治疗以滋补肾阴、降虚火为法，取太溪穴针刺用补法，滋肾阴，降虚火，而获止痛之效。

案三属胃火素盛，或嗜食辛辣，或风热邪毒外袭，引动胃火循经上蒸牙床，伤及龈肉，损及脉络而病，取颊车、内庭两穴针之，针感、手法对症，故获满意疗效，1次痊愈。

痄 腮 案

◆案一◆

曾某，男，3岁。初诊时间：1989年8月2日。

主诉：其母代述，左腮部肿痛伴发热8天。

现病史：患儿发热8天，恶心呕吐，头痛，不欲饮食，左腮部及耳下肿，压痛明显，局部发红，体温偏高。曾到区人民医院诊治，诊为扁桃体炎，服中药、注射青霉素7天，病未减，且右侧腮部亦肿胀，至今发热未退，体温在39℃以上，最后请该院儿科主任会诊，诊断为急性腮腺炎，建议停注青霉素，另开西药（未服）。当天晚上来诊。

查体：发育及营养中等，双侧腮部肿大，左侧较右侧肿大，局部发红，咽部充血，压痛明显，咀嚼困难，发热，体温39.6℃。舌红，苔薄黄，脉数。

中医诊断：痄腮（风热疫毒型）。

西医诊断：流行性腮腺炎。

治则：疏风解表，清热解毒，消肿止痛。

取穴：主穴：大椎、曲池（双）、合谷（双）、足三里（双）。配穴：少商（右）、商阳（右）、角孙（左）、下关（左）、翳风（左）。

治疗过程：大椎、曲池、合谷、足三里用毫针针刺，强刺激手法，不留针。然后在少商、商阳用三棱针点刺出血，用壮医药线点灸角孙、下关、翳风。

次日二诊：其母代述，昨晚针灸回去后腮腺肿大减，今天下午热退，两腮腺肿明显消失。再治疗1次，除少商、商阳不放血外，其余同前。

1周后随访，患儿于8月3日晚针灸后诸症消失，一直未复发。

◆案二◆

梅某，女，41岁。初诊时间：1989年8月10日。

主诉：右腮部肿痛1天。

现病史：今早起床时自觉全身有些不适，似感冒样，症状较轻，继则加重，恶心头痛，面腮颊部焮热肿痛，发热，全身不适加重，纳欠佳，咀嚼不便，遂到医院就诊。

查体：神志清，营养中等，右腮颊部肿胀，局部发热，压痛明显，体温38.9℃。舌红，苔薄黄，脉数。

中医诊断：痄腮（风热疫毒型）。

西医诊断：流行性腮腺炎。

治则：疏风解表，清热解毒，消肿止痛。

取穴：主穴：大椎、曲池（双）、足三里（双）。配穴：少商（左）、商阳（左）、角孙（右）、耳尖（右）、下关

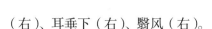

（右）、耳垂下（右）、翳风（右）。

治疗过程：大椎、曲池、足三里用32号1.5～2寸毫针，缓慢捻进法进针，得气后用泻法，留针25分钟，每隔5分钟行针1次。起针后用三棱针点刺少商、商阳出1～2滴血，然后用壮医药线点灸右侧耳尖、角孙、下关、耳垂下、翳风。

次日晚二诊：发热、恶心头痛等症消失，体温恢复正常，腮颊部肿痛明显消失。取曲池（右）、合谷（左）、足三里（右）针刺，手法同前。起针后用壮医药线点灸疗法，取右侧耳尖、角孙、下关、耳垂下、翳风。

5天后随访，患者于8月11日晚针灸治疗后，症状消失，治疗两次痊愈。

【按语】痄腮是一种急性传染病，因外感风热疫毒之邪，壅阻少阳经脉，郁而不散，结于腮颊部，络脉壅滞，气血运行不畅，故而下腮颊部一侧或两侧漫肿，坚硬作痛，病邪在表，则有发热恶寒、咽部充血、苔薄黄、脉数之症。腮颌乃阳明经脉所过之处，邪蕴阳明经络，故腮肿疼痛，咀嚼困难。治以疏风解表，清热解毒，消肿止痛，取督脉、手足阳明经穴为主，针刺采用泻法。

大椎穴为督脉经穴，主一身之阳气。此穴又是诸阳之会，有宣阳解表退热、振奋全身阳气的作用；合谷、曲池为手阳明大肠经之原穴、合穴，两穴具有疏风解表、清退热邪之功；足三里为足阳明胃经合穴、土穴，有强壮益气之效，可增强人体抗病能力，促进气血运行和机能恢复；少商、商阳为手太阴肺经和手阳明大肠经的井穴，根据《灵枢·顺气一日分为四时》的"病在脏者，取之井"之理，用三棱针点刺出血 1～2 滴，有解表散邪、清热解痛、宣肺利咽、消肿的作用；用壮医药线点灸右侧角孙、耳尖、下关、耳垂下、翳风，更可加强清热解毒、消肿止痛之效。实践证明，针灸治疗本病是一种行之有效的方法。

鼻渊案

患者，男，27 岁，尼日尔人。初诊时间：1985 年 11 月 12 日。

主诉：鼻塞流涕反复发作 4 年余。

现病史：患者 4 年前感冒后而致鼻塞，经常流清涕，平时容易感冒，尤其秋冬季节更加频繁。到当地医院诊治，诊为慢性鼻炎，经过长时间服药（药物不详），症状明显好转，但至今病未根除，主动来找中国医疗队要求针灸治疗。

查体：语音重浊，鼻塞，鼻腔黏膜充血。舌淡、边有齿印，苔厚腻，脉细数。

中医诊断：鼻渊（痰浊瘀阻型）。

西医诊断：慢性鼻炎。

治则：祛风散热，宣肺开窍。

取穴：印堂、合谷（左）、足三里（右）。

治疗过程：缓慢捻进法进针，得气后用平补平泻法，留针 20 分钟，中间行针两次。针刺两次后诸症大减，流涕已止。针刺 4 次后症状基本控制。第 5 次病已痊愈，为巩固疗效，再针刺印堂、足三里，手法同前。

1986年2月27日随访，经前段时间治疗后，至今未复发。

【按语】本案病已4年余，久病身体多偏虚，故取手阳明大肠经合谷穴与足阳明胃经足三里治疗。合谷为四总穴之一，为手阳明大肠经原穴。原穴与三焦关系密切，导源于脐下肾间动气，关系整个人体的气化功能，是增强整体功能的要穴，具有通经活络、行气开窍、疏风解表、清热退烧、清泄肺气、通降肠胃之功；足三里为合穴、土穴，又为四总穴及回阳九针之一，既能调理肠胃、理气消胀、化积导滞、行气止痛，又能疏通经络、调和气血、和胃安眠、强壮健身；印堂为督脉经穴，位于两眉之间中点处，具有活络疏风、镇静安神之功。三穴配合，共奏祛风散热、宣肺开窍、通经活络、调和气血、强壮健身之效。

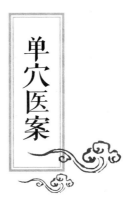

单穴医案

风池穴案

黎某，女，30岁。初诊时间：1975年4月3日。

主诉：头晕、鼻流清涕5天。

现病史：患者5天前外出回来后自觉头晕，鼻塞流清涕，恶风寒，口淡无味，纳食欠佳。到医院诊治，诊断为风寒感冒，服药后症状稍缓解，但头晕、鼻流清涕未见减轻，要求针灸治疗。

查体：精神略差。舌淡，苔薄白，脉浮紧。

中医诊断：感冒（风寒型）。

西医诊断：上呼吸道感染。

治则：祛风散寒，疏解表邪。

取穴：风池（双）。

治疗过程：采用缓慢捻进法进针，当针刺入1寸左右酸麻胀感出现，入针1～2寸时感觉针感传到前额和两太阳穴附近，针后10分钟鼻不塞已通气，流清涕稍减，头晕亦减。20分钟后无鼻塞，鼻流清涕基本停止，头晕减。

第2天二诊：经昨天针刺，病情基本痊愈，再针刺1次巩固。

3天后随访，患者称针刺后感冒已愈。

【按语】风池者，治风之池也，是治疗"诸风"之常用穴之一。今针之有清头明目、祛风散寒之功。该病例为风寒型感冒，故针治而病愈。

风池穴名最早见于《灵枢·热病》，别名热府，属足少阳胆经穴，为足少阳与阳维脉交会穴，有清头明目、祛风散寒、疏解表邪之功。

人中穴案

李某，男，20岁。初诊时间：1979年11月18日。

主诉：腰扭伤疼痛7天。

现病史：患者7天前工作中因抬重物不慎扭伤腰部，致腰背部疼痛，不能弯腰曲背，呈直立挺腰行走，咳嗽时则痛势加剧。到医院诊治，服药、输液、穴位封闭等，未见明显减轻，母亲陪同要求针灸治疗。

查体：腰部无红肿，第2、3腰椎间有压痛，弯腰及向左右活动均受限。舌淡，苔薄，脉弦。

中医诊断：腰痛（气滞血瘀型）。

西医诊断：急性腰扭伤。

治则：通经活络，散瘀止痛。

取穴：人中。

治疗过程：患者仰卧，穴位局部常规消毒，用30号1寸毫针，采用缓慢捻进法进针，针尖向上斜刺0.2寸左右，当局部出现麻胀或通胀感觉时，继续捻针2～3分钟，并嘱患者同时向左、右、前、后活动腰部，留针30分钟，每10分钟行针1次，待疼痛明显减轻时，起立活动腰部及做俯仰转侧、踢腿、下蹲等动作，起针时疼痛基本消失。

第2天二诊：疼痛基本消失，再按原法针刺1次。针后疼痛完全消失。

【按语】急性腰扭伤是最常见的病证，给人们带来较大的痛苦和不便，影响患者的生活、工作和学习，治疗本病中西医方法不少，但效果不佳，少则几天，多则十多天，甚至1～2个月都效果不明显。针灸治疗急性腰扭伤效果又好又快。从本案看，扭伤7天，经治疗效果不明显，而第8天来针灸，只针刺1次，疼痛就明显减轻，两次即告痊愈。疗效如此迅捷，是因为腰扭伤正好是督脉及膀胱经脉循行路线经过的部位，采用远道取穴，取人中针刺，可疏通督脉经络，调和气血，气血运行畅通，通则不痛，故腰痛止，活动自如。《玉龙歌》说："脊膂强痛泻人中，挫闪腰痛亦可攻，更有委中之一穴，腰间诸疾任君攻。"《通玄指要赋》也有"人中除脊膂之强痛"，可见急性腰扭伤用人中治疗由来已久。

王登旗教授曾观察了针刺人中治疗急性腰扭伤32例的效果，年龄最小18岁，最大42岁；病程1～7天，结果32例全部有效。此主要依据经络理论，疼痛发生在背部正中者为督脉受损，故取人中穴；如疼痛发生在脊柱两侧者则为膀胱经受损，取委中穴，针刺时令患者配合腰部活动，以促进局部气血运行，使经络畅通，这也是取效的关键之处。

中冲穴案

劳某，女，37岁。初诊时间：1969年3月10日。

主诉：手术中麻醉意外而致植物人3个月。

病史：家属代诉，患者系一农村妇女，体格健壮，因患子宫肌瘤，到医院施行子宫切除术。术中因麻醉意外而致植物人，但患者饮食正常，靠鼻饲流质为主。

查体：患者昏睡，神志不清，身体健壮，纳食正常，脉细弱。舌淡，苔白略厚，脉细弱。

中医诊断：昏睡。

西医诊断：植物人。

治则：醒脑开窍，疏通经络。

取穴：中冲（双）、人中。

操作：先取人中穴，局部消毒后，1寸毫针采用快速捻进法进针，针尖向上刺入2分时，施快速捻转，直刺到患者眼睛流泪或眼睑有泪时而停止捻针，边捻针边观察患者口唇有无抖动，口是否张开。针刺过程中患者毫无反应，故而出针。接着针刺中冲穴，先局部常规消毒，左手拇指按在患者中指掌面，食、中指拖住中指背面，1寸毫针采用快速捻进法进针，斜刺1分深，并施快速捻转，边捻针边观察患者口面有无表情，这时看到患者口唇抖动，且手臂亦振动。

第3天二诊：情况如前，用前法操作，针刺人中穴仍无反应，针刺中冲穴时，口唇、面部有振动之象。

第5天再针刺1次，观察面部、口唇表情，针人中穴无表情，针中冲穴则有表情。

【按语】人中、中冲是两个急救穴位，可用手指尖按压这两个穴。针刺这两个穴后，要有意识地观察患者的反应。结果显示，针刺中冲穴比针刺人中穴效果明显。

曲池穴案

黄某，男，35 岁。初诊时间：1975 年 4 月 19 日。

主诉：腰部疼痛 5 天。

现病史：患者 5 天前，因打乒乓球不慎将腰部扭伤，疼痛难忍，不能弯腰曲背，提腰行走，由家人扶持而来诊。

查体：痛苦面容，腰部第四、五椎间及椎旁有明显压痛，不能前后仰俯及左右侧弯。舌淡，苔薄白，脉弦。

中医诊断：腰痛（气滞血瘀型）。

西医诊断：急性腰扭伤。

治则：疏通经络，化瘀止痛。

取穴：曲池（左）。

治疗过程：患者坐在靠背椅上，左手屈肘放在办公桌上，侧掌，掌心向胸部，局部常规消毒，用 2 寸毫针，采用缓慢捻进法进针，针刺入 0.5 寸时出现酸麻胀感，且往上下放散。入针到 1.3 寸左右感觉往下放散至手腕部，往上放散至上臂肩髃穴以下，用平补平泻法，留针 35 分钟，每 10 分钟行针 1 次，边捻针边令患者活动腰部。第 1 次行针患者感到腰部疼痛缓解，第 2 次行针后腰痛明显减轻，但弯腰及左右侧弯仍有些痛。

第 2 天二诊：针刺治疗后腰痛大大减轻，可直腰行走，治法、穴位、手法同前，起针时腰部基本不痛。

第 3 天三诊：诉腰部微痛，处理守上法，留针到 15 分钟疼痛完全消失，起针时未觉不适。

第4天四诊：腰痛告愈。

10天后随访，腰痛未再复发。

【按语】曲池穴名最早见于《灵枢·本输》，为手阳明大肠经的合穴，有清热解毒、解肌散风、调和营卫、通经活络、利水除湿之功。主治咽喉肿痛、手臂肿痛、月经不调、手肘臂无力、中风偏瘫、皮肤病、丹毒、痢疾、热病等。从该穴主治病证看，没有治疗腰痛之症，此根据手阳明大肠经脉起于手食指桡侧端商阳穴，经脉往上循行到肘部，上走肩端（肩髃），沿肩峰前缘，向上出于颈椎与"足三阳经聚会处"交于督脉大椎穴，大椎为诸阳之会，足太阳膀胱经脉从目内眦睛明穴起，向上循行沿着督脉两侧到后项部，再分一、二支向下循行，第一支距离督脉1.5寸，第二支距离督脉3寸，分别往背腰部循行至臀部，最后止于足小趾至阴穴。根据手阳明大肠经脉的循行到达颈项部并与督脉相交会之理，采用远端循经取穴，取曲池（左）以激发大肠经气，进针后配合活动腰部，以疏通经络，活血化瘀止痛，促使气血运行通畅，通则不痛，效果满意。

手三里穴案

陆某，女，2岁。初诊时间：1975年5月15日。

主诉：呕吐1日。

现病史：患儿突然呕吐，呕吐物似胆汁，两天未大便，患儿哭闹不安。当天下午到县医院急诊，诊为肠套叠，决定马上手术。

查体：痛苦面容，下腹部明显隆起，压痛明显。舌淡，苔薄白，脉弦。

中医诊断：呕吐。

西医诊断：肠套叠。

治则：疏通经络，通调肠腑。

取穴：手三里（双）。

治疗过程：外科医师决定为患儿手术，给其做全麻灌钡，恰遇王登旗教授。手术室医师说："已经为患儿做腹部轻度按摩10多分钟，钡没有通过肠道，能否用针刺解决这问题，若能可免去一刀。"王登旗教授同意用针刺试一试。取手三里（双），局部常规消毒，用1寸毫针，采用快速无痛进针法进针，针刺入0.7寸左右，两手拇、食、中三指捻动针柄，捻针4分钟时按摩患部，10分钟后钡剂能慢慢通到患部，20分钟后钡剂通过2/3，30分钟时钡剂通过患部，肠套叠得到解除，大家高兴地说："针刺真神奇！"

【按语】手三里穴名最早见于《针灸甲乙经》，属手阳明大肠经经穴，有清热明目、通调脏腑之功。阳明经为多气多血之经，针刺有通经活络、通调脏腑之功。朱琏老前辈提出，手三里有促进肠移动之功。临床中王登旗教授经常用于大便秘结、慢性结肠炎，屡用屡效之功益彰，故此次针刺该穴对肠套叠有奇效，常用此穴治疗便秘亦取得满意效果。

养老穴案

曹某，女，31岁。初诊时间：1979年10月29日。

主诉：颈项部胀痛两天。

现病史：患者于两天前早上起床时自觉左颈项部有些胀痛，当时胀痛较轻，昨天起加重，头部向左右转动不便，服药后疼痛稍缓解。

查体：神志清，痛苦面容，颈项部局部无红肿，后枕部相当于风池、肩井穴周围均有压痛感，头向左转动及前低后仰等均受限。舌淡，苔薄，脉浮紧。

中医诊断：落枕（风寒型）。

西医诊断：急性颈痛。

治则：祛风散寒，舒筋活络。

取穴：养老（左）。

治疗过程：采用缓慢捻进法进针，针刺入 0.3 寸出现酸麻胀感，且往上下放散。继续捻针 2 分钟，用泻法，留针 30 分钟。中间行针 3 次，每次行针时令患者活动颈项部，留针 15 分钟后疼痛明显减轻，起针时疼痛完全消失，颈项部活动自如。

3 天后随访，当天针治回去就不痛了，1 次告愈。

【按语】本案为睡眠时枕头过高或过低等姿势不当，加之风寒之邪侵袭，使颈项部经气受阻，络脉不通，气血运行不畅，不通则痛所致。治以祛风散寒，舒筋活络。针刺养老穴，令患者活动颈项部，促使气血运行通畅，通则不痛。

养老穴为手太阳小肠经郄穴，郄穴可以治疗本经的急性病证。该穴治疗落枕，是根据手太阳小肠经脉的循行到达颈项部并与督脉相交会之理，采用远端循经取穴，取养老穴以激发小肠经气。进针后配合活动局部，故效果满意。通常进针后5分钟左右疼痛缓解，多数患者只针1次即痊愈。针刺养老穴配合活动颈项部，对落枕疗效满意。究其原因，主要有两方面：其一，活动颈项部有助于气血运行，是取得疗效的一个重要因素。其二，落枕一病属小肠经病候的"不可以顾，肩似拔，臑似折"范围，故取小肠经的郄穴养老穴有奇效。

关于养老穴的定位，朱琏前辈认为"在尺骨小头直上一横指尺骨茎突内缘处"，与教科书不同。本书所取养老穴的定位均按朱琏前辈的定位而取。

列缺穴案

◆案一◆

李某，男，35岁。初诊时间：1980年3月19日。

主诉：左臀部疼痛两天。

现病史：患者两天前工作中不慎致左臀部扭伤且疼痛，次日疼痛可忍，但步履不便，卧床、翻身、起床都有困难。经针灸治疗疼痛消失，但咳嗽时臀部疼痛又作。

查体：局部没有压痛感，活动如常。舌淡，苔薄白，脉略弦。

诊断：臀痹。

治则：疏通经络，调和气血。

取穴：列缺（左）。

治疗过程：用1寸毫针，采用缓慢捻进法进针，针尖接触皮肤时局部出现麻感，进针 0.3 寸时，局部出现麻胀感，且往上下放散，继续捻针两分钟左右，令患者连咳几次，结果左臀不痛了，留针到 15 分钟时，咳嗽也未见痛，1 次痛止。

◆案二◆

吴某，男，45 岁。初诊时间：1981 年 5 月 6 日。

主诉：咳嗽胸胁痛 7 天。

现病史：患者 1 周前感冒，伴见头痛，怕风，流清涕，咳嗽有痰，口吐白痰，全身乏力。曾到医院诊治，经服药、输液治疗，诸症好转，但仍咳嗽，且咳嗽时引起胸胁部疼痛加重，欲控制不咳而感到难受，痰少而稠，有时咳不出，面赤咽干。

查体：舌淡红，苔黄少津，脉弦数。

诊断：咳嗽（肝火烁肺型）。

治则：清肺热，泻肝火。

取穴：列缺（右）。

治疗过程：用 1 寸毫针，采用缓慢捻进法进针，针尖接触皮肤时，局部出现麻感，此时针尖朝肘部方向针刺，进针 0.3 寸左右出现酸麻感，且往肘部放散，继续捻针两分钟左右，令患者连续咳嗽 5～6 次，初咳时痛，之后咳嗽胸胁部不痛。留针 15 分钟，留针期间令患者咳嗽，胸胁亦不痛。

【按语】列缺穴为手太阴肺经络穴，又为八脉交会穴之一，临床常用于治疗肺及肺系、头项、关节部疾病。

两案例虽病不同，但均有疼痛症状，与气机运行不畅有一定关系。通过对两个案例的观察发现，列缺穴对因气机紊乱而引起的疼痛有一定的止痛效果。

止痛灵穴案

◆案一◆

李某，女，35岁。初诊时间：1979年10月29日。

主诉：胃痛反复发作3月余。

现病史：患者因胃痛反复发作3个多月而到门诊针灸治疗。

取穴：内关（左）、中脘、足三里（双）、止痛灵穴。

治疗过程：采用缓慢捻进法进针，进针后各穴出现酸麻胀感觉，留针30分钟，每10分钟行针1次。起针后，右足三里出现酸胀感，尤以踝关节、足背部明显。当时右足不能站立和走路，患者表情痛苦，遂边安慰边用右手拇指尖按压左手止痛灵穴，按压时令患者活动右足，按压到1分钟左右酸胀感减轻，按压到两分钟酸胀感完全消失，患者迈步高兴离开诊室。

◆案二◆

凌某，男，50岁。初诊时间：1989年6月11日。

主诉：感冒伴头痛、咽喉痛3天。

现病史：患者感冒3天，伴见头痛、咽喉痛等。

取穴：太阳（双）、曲池（右）、合谷（双）、足三里

（双）、止痛灵穴。

治疗过程：采用缓慢捻进法进针，诸穴进针后均得气，用泻法，留针 35 分钟，并加电针用连续波，通电 35 分钟。起针后其他穴位无不适，仅左侧合谷酸胀难受，手指、腕部活动受限。即刻按压右侧止痛灵穴，按压时由轻到重，穴位出现酸胀感时，令患者活动左手腕，酸胀感逐渐减轻，最后消失。

◆**案三**◆

李某，女，35 岁。初诊时间：2012 年 3 月 7 日。

主诉：痛经反复发作 8 年余。

现病史：患者痛经，每次月经来潮时少腹部疼痛，严重时腰不能挺直，反复发作 8 年多。

取穴：三阴交（右）、止痛灵穴等。

治疗过程：毫针针刺后进行穴位注射，共注射 3 个穴位，其中三阴交穴（右）注射后胀痛且放散至踝关节及足背部，当时足不能站立及步履，医生用右手拇指尖按压患者左手止痛灵穴，边按压边令患者活动右踝关节及足背部，酸胀感很快消失。

【按语】止痛灵穴是王登旗教授行医 50 多年的经验穴，当毫针针刺或穴位注射后，尤其是针刺出针后，肢体某部位会出现酸胀痛感，用手指按压止痛灵穴，两分钟之内酸胀痛感可立即消失，屡用屡效，故而得名。其定位、取穴、主治病证及操作如下。

定位：第一、二掌骨结合部前方凹陷处。

取穴方法：手握拳，掌心向下，用手指尖在第一、二掌骨间往上推，推至手指不能再上，于尽头处取之。

主治：针刺出针或穴位注射后，四肢某部出现酸麻或胀痛等后遗感。

操作：当上下肢某部位出现后遗感时，医生用拇指尖按压患者对侧止痛灵穴，并嘱患者活动患部，一般两分钟内后遗感可消失。

该穴有固定位置，特殊止痛作用，但位置不在十四经脉循行路径上，没有相关循经主治规律，为王登旗教授经验穴，可称为奇穴。

环跳穴案

王某，男，40岁。初诊时间：1971年1月8日。

主诉：右腰臀部疼痛5小时。

现病史：患者于当天下午3点多从公社挑化肥回生产队，回家途中不慎腰骶部扭伤，当时局部有些疼痛，继则右侧腰臀部疼痛逐渐加重，回家后卧床休息，翻身、起床均困难，不能吃晚饭，疼痛难忍，放散至右少腹部，以近髂前2寸左右痛甚，呻吟不停。

查体：神清，痛苦面容，呻吟不停，扭伤局部无红肿，按压有痛感。舌淡，苔薄白，脉略弦。

中医诊断：腰痛（气滞血瘀型）。

西医诊断：急性腰骶部扭伤。

治则：活血化瘀，疏通经络，调和气血。

取穴：环跳（右）。

治疗过程：用3寸毫针，采用缓慢捻进法直刺进针，进针2寸左右酸麻感觉往大腿放散，小腿部亦有，但不明显，留针5分钟，继续捻针，促使针感加强。然后把针提出到1寸左右，此时改变针尖方向朝右少腹部刺入，刺入2.7寸左右针感放散至腹部及下少腹部，针刺5分钟后痛减，15分钟时痛止，30分钟起针。

第2天上午二诊：患者未觉不适，1次治疗后腰臀部扭伤疼痛已愈。

【按语】环跳穴名最早见于《针灸甲乙经》，属足少阳胆经，有祛风化湿、疏通经络、活血镇痛之用。主治腰腿痛、坐骨神经痛、下肢瘫痪（疼痛）、中风后遗症、急性腰脊软组织损伤等。本案患者因不慎扭伤腰骶部，疼痛放散至右少腹部，属经气受阻，络脉不通。气血运行不通，不通则痛。治以活血化瘀，疏通经络，针刺患侧环跳穴，促使局部气血运行通畅，通则不痛。单取环跳（右），进针后出现针感，留针30分钟，治疗1次告愈。该穴有疏通经络、活血化瘀、镇痛之功。

阳陵泉穴案

李某，男，45岁。初诊时间：1987年7月28日。

主诉：左肩关节疼痛15天，加重两天。

现病史：患者自诉半个月前突然感到左侧肩关节微痛、

活动受限，继则肩部疼痛加重，抬举手臂时受限，这两天疼痛加重，睡眠受影响，昨晚睡着后痛醒。曾到医院诊治，诊为肩周炎，服药两天疼痛未见减轻。

查体：神清，痛苦面容，抬左肩举臂时，臂不能上举，后伸、外展皆受限制，后伸手只可触到腰骶部。舌淡，苔薄白，脉弦细。

中医诊断：肩痹（痛痹）。

西医诊断：肩周炎（左侧）。

治则：疏风散寒，通经活络。

取穴：阳陵泉（右）。

治疗过程：患者仰卧位，双下肢伸直，用毛巾被或枕头放在腘窝下垫好，患者双下肢舒服即可，用2寸毫针，采用缓慢捻进法进针，针尖在皮层时患者感到穴位周围有痒感（此为皮肤感），且慢慢往下放散，此情况维持1分钟。针刺入4分深左右局部出现麻胀感，进针1.5寸深左右麻胀感放散至足背外侧上。用平补平泻法，留针40分钟，每隔10分钟行针1次，并令患者活动左肩部，此时左肩关节疼痛缓解。第2次行针时痛减，起针时疼痛明显减轻，肩臂上举、后伸、外展等动作均较针前灵活。

第2天二诊：治疗方法同前。治疗后左肩部疼痛明显减轻，上举、后伸、外展亦灵活很多。

第3天三诊：治疗后左肩部疼痛继续减轻，继按上法治疗。

第4天四诊：感觉左肩部疼痛继续减轻，后伸、外展等动作更加灵活。按上法治疗，起针时疼痛消失。再诊治两次，病痊愈。

两个月后随访，左肩部疼痛未再复发。

【按语】阳陵泉穴名最早见于《灵枢·邪气脏腑病形》，属足少阳胆经，为足少阳胆经之合穴，少阳为枢经，其合穴可疏利关节；又为八会穴之筋会，有壮筋、舒筋之功。《灵枢·九针十二原》云："疾高而内者，取之阴之陵泉；疾高而外者，取之阳之陵泉也。"该患者因卫气不固、腠理空虚，风寒之邪乘虚侵入肩部发为肩痹，今用上病下取之法，取右侧阳陵泉针之，达祛风散寒、通经活络止痛之效。

条口穴案

翁某，男，43岁。初诊时间：1989年7月21日。

主诉：右肩胛区疼痛7天，加重两天。

现病史：患者1周前做单双杠运动后，当晚自觉右肩胛区有些隐痛，病始较轻，继则加重，以局部酸痛明显，右上臂抬举时受限，自搽药酒、贴伤湿膏后疼痛缓解。

查体：右肩胛区酸痛，右手抬举时明显，相当于天宗穴周围有明显压痛。舌淡，苔薄白，脉略弦。

中医诊断：肩痹（气滞血瘀型）。

治则：疏通经络，化瘀止痛。

取穴：条口透承山（右）。

治疗过程：患者取坐位，屈膝，局部常规消毒，用30号3寸毫针，从条口穴直刺，进针1.5寸左右，酸胀感往下肢放散。进针2.8寸时，酸胀感明显，且放射到小腿肚腓肠肌并往上下放散。此时已透刺到承山穴，用提插捻转手法泻之，边捻针边令患者抬举右上肢，并活动右肩关节，疼痛减轻。留针30分钟，每10分钟行针1次。起针时，肩胛部疼痛明显减轻。

第2天二诊：患部微痛，取穴、针刺手法同前，起针时疼痛消失。

第3天三诊：诉右肩胛部已不痛，治两次告愈。

【按语】条口穴名最早见于《针灸甲乙经》，属足阳明胃经，有祛湿止痛、通经活络之功。主治脘腹疼痛、胫寒湿痹、足下热、不能久立、肩关节痛、落枕等。该患者因单双杠运动而致筋脉损伤，气滞血瘀。气血运行不畅，不通则痛，采用上病下治为法。从十二经之气运行来看，手阳明大肠经下接足阳明胃经，手太阳小肠经下接足太阳膀胱经，故取条口透承山治之，以疏通肩胛部同名经脉之气，通经活络、化瘀止痛，气血运行通畅，通则不痛，而获满意效果。

承山穴案

梁某，男，37岁。初诊时间：1987年4月12日。

主诉：大便带血、伴肛门不适两个月。

现病史：患者便秘数月，两个月前发现便后出血少许，血色鲜红，呈点滴状。医院检查诊为内痔便血，经服止血药，便血时止时发，不能彻底治愈。10天前吃辛辣食物后，第2天大便硬结，便后又出血，肛门胀痛，伴咽喉稍痛，出血较前增多。

查体：神清，身体尚健，咽稍红，患者拒绝肛门相关检查。舌暗红，苔薄黄，脉细。

中医诊断：便血（气血瘀结型）。

西医诊断：痔疮。

治则：清利湿热，消瘀止血止痛。

取穴：承山（双）。

治疗过程：患者俯卧位，双下肢伸直，局部常规消毒，用2寸毫针，采用缓慢捻进法进针，针尖在皮层时患者感到穴位周围有蚂蚁爬，且有微痒感，并往足跟部放散，此情况维持1分多钟。针刺入5分左右局部出现麻感，进针到1.5寸左右，麻胀感往上到委中穴，往下到足跟部，用泻法，留针40分钟，每10分钟行针1次。留针到20分钟，自觉肛门胀痛缓解，起针后感到舒服很多。

第2天二诊：回去后痔疮不痛，便后微出血。治法同前，起针后肛门胀痛止。

第3天三诊：痔疮出血、肛门痛均止，再针刺1次巩固疗效。

1周后随访，病未复发。

【按语】承山穴名最早见于《针灸甲乙经》，属足太阳膀胱经穴，有舒筋祛寒、缓解痉挛、理肠疗痔之功。主治腰痛、腓肠肌痉挛、痔疾、便秘、腹泻、呕吐、脚气等。该病多因长时间站立、久坐，以及饮食不调，嗜食辛辣厚味，而致肠胃湿热。热则伤津液，肠燥便秘，导致肛门气血不调，络脉瘀滞，瘀血滞于肛门而生痔核，便秘肠燥，血随便下。针刺承山穴，具有清利湿热、消瘀止血止痛之功。

悬钟穴案

石某，男，54 岁。初诊时间：1989 年 6 月 11 日。

主诉：右颈项强痛、活动受限两天。

现病史：3 天前夜卧不慎，第 2 天早上起床时感觉右侧颈项酸楚强痛，并向同侧肩背、上肢放散，不能俯卧，头左右回顾时受限，到某工厂卫生室诊治，服药后疼痛稍缓解，但疼痛仍难以忍受。

查体：痛苦面容，向左侧转动头时，右侧风池穴至肩井穴周围有明显疼痛，压痛。舌淡，苔薄白，脉弦。

诊断：落枕（右）。

治则：疏通经络，祛风止痛。

取穴：悬钟（右）。

治疗过程：患者仰卧，两足伸直，穴位局部常规消毒，用 1.5 寸毫针，缓慢捻进法进针，针尖在皮层时，患者感到穴位周围有蚂蚁爬，且有微痒感，并往上下放散，此情况维持 1 分钟左右。针进到 1.2 寸左右，酸胀感往上到膝盖下，往下放散至足背外侧，用泻法，留针 40 分钟，每隔 10 分钟行针 1 次，边捻针边令患者活动颈项部。起针后，疼痛明显减轻。

第 2 天二诊：颈项部疼痛基本消失，头向左右回顾灵活。再针治 1 次，疼痛止，活动自如。

第 3 天来电告知，病痊愈。

【按语】悬钟穴名最早见于《针灸甲乙经》，属足少阳胆经，经循颈、肩部。强刺激，有祛风散寒、行气、疏经、活络之功。本病采取上病下治法治疗，取悬钟穴针刺，得气后边捻针边令患者活动颈项部，以疏通经络，调和气血，促进气血运行通畅，通则不痛。

照海穴案

王某，男，62岁。初诊时间：1988年9月5日。

主诉：咽喉干燥、疼痛1月余。

现病史：患者1个多月前自觉咽喉干、微痛，初起较轻，继而加重，每天下午3点多钟以后加重明显，夜间睡觉时咽喉干、微痛难受。曾自行买药服用1个星期，症状未见减轻。

查体：咽红，咽后壁充血，喉干无津液。舌红无苔不润，脉细数。

中医诊断：喉痹（阴虚火旺型）。

西医诊断：慢性咽炎。

治则：滋阴降火，生津润燥。

取穴：照海（双）。

治疗过程：患者仰卧位，双下肢伸直，局部常规消毒，用1寸毫针，采用缓慢捻进法进针，直刺0.5寸，施捻转用平补平泻法，使针感往下放散至足背内侧，往上放散至小腿内侧，留针30分钟，每10分钟行针1次。留针到15分钟，诉喉咙干痛减轻。起针后，感到喉咙舒服很多。

第 2 天二诊：自诉针刺后喉咙不适逐渐消失，下午 3 点半后无不适感。再治疗 1 次巩固疗效。

【按语】照海穴名最早见于《针灸甲乙经》，属足少阴肾经，为八脉交会穴之一，通阴跷脉，有滋阴降火、生津润燥、调理三焦之功。主治月经不调、赤白带下、阴挺、疝气、小便频数、咽喉干痛、失眠、多梦、痫病等。患者经常开会说话多，耗伤气阴，津液亏竭，不得滋润咽喉，阴虚津枯而生火，阴火上炎而发喉痹。今取照海穴用平补平泻法，针之而病愈。

足临泣穴案

毛某，男，6 岁半。初诊时间：1993 年 5 月 10 日。

主诉：右侧前额痛 1 年多。

现病史：其父代诉，患儿无原因右侧前额痛已 1 年余，初始较轻，继则加重，且时轻时重，每次痛时大哭，自己用手按压患部，甚至用头碰墙。曾到医院诊治，服药后疼痛缓解或止痛。

查体：神志清，痛苦面容，右前额相当于阳白穴周围有压痛感，且痛处固定。舌淡，苔薄白，脉弦细。

诊断：头痛（邪在少阳型）。

治则：疏通少阳经气，通经活络止痛。

取穴：足临泣（右）。

治疗过程：采用"灵龟八法"按时开穴，单取右侧足临泣，采用缓慢捻进法进针，针尖在皮肤层患者感到有胀感，进针 0.3 寸时感觉往上下放散，用泻法，留针 30 分钟，捻针 1 分钟左右，疼痛减，留针 5 分钟疼痛消失。

半个月后随访，患儿母亲说孩子针灸后头痛未再复发。

【按语】足临泣穴名最早见于《灵枢·本输》，属足少阳胆经穴，为八脉交会穴之一，通带脉，有疏肝利胆、通调带脉、祛风清热、止痛消肿之功。主治目外眦痛、眩晕、眼疾、四肢疼痛、胁肋痛、乳腺炎、前额痛等。正值"灵龟八法"开穴之时，用之可取得良好效果。

攒竹穴案

商某，男，40 岁。初诊时间：1963 年 5 月 12 日。

主诉：右前额疼痛，反复发作两个月。

现病史：患者于 1963 年 3 月起，右侧前额突然出现电击样剧痛，每 1～5 分钟发作 1 次，剧痛难以忍受，恶风寒。曾到某医院神经科诊治，服药后疼痛缓解，药效过后疼痛发作，今来要求针灸治疗。

查体：神志清，表情痛苦，疼痛部位为右侧第一支，攒竹穴扳机点明显。舌淡，苔薄白，脉弦数。

诊断：面痛（风寒袭络型）。

治则：疏风散寒，通经止痛。

取穴：攒竹（右）。

治疗过程：用 32 号 1 寸毫针，采用缓慢捻进法进针，过皮肤后继续捻针。进针 0.6 寸左右，出现酸麻胀感，右前额部出现较强针感。继续捻针 5 分钟，针感更明显，患者诉前额部疼痛消失。留针 50 分钟，每隔 10 分钟行针 1 次，每次 3 分钟，直至起针疼痛未发作。每日针刺 1 次，6 天为 1 个疗程，取穴、针刺手法同前。治疗期间疼痛未发作。

3 个月后随访，自针刺以后，病未复发。

【按语】攒竹穴名最早见于《针灸甲乙经》，属足太阳膀胱经穴，有通经祛风、泄热止痛、明目之功。本穴位置在睛明穴直上，正当眉头，指尖掐得的凹陷处。在眉头内侧端，眶上切迹处，或眉头凹陷中取穴。该穴下有额肌及眉皱肌，有额内侧动脉分布着三叉神经第一支的额神经分支，指尖掐得的凹陷处为眶上神经穿出的眶上孔，亦称扳机点。主治头痛、目眩、眉棱骨痛、目赤肿痛、目不能闭合、前额痛、三叉神经第一支痛、呃逆等。

委中穴案

农某，男，36 岁。初诊时间：1963 年 9 月 3 日。

主诉：腰部疼痛两天。

现病史：患者两天前参加集体劳动，不慎将腰部扭伤，疼痛较剧烈，仰卧活动受限，直立挺腰行走。到医院诊治，诊断为急性腰扭伤，服药后病症未见减轻。

查体：表情痛苦，呻吟不已，第 4～5 腰椎间及周围均有压痛感，以腰 4 棘突左侧压痛明显。舌淡暗，苔薄白，脉略弦。

中医诊断：腰痛。

西医诊断：急性腰扭伤。

治则：活血化瘀，通经活络。

取穴：委中（右）。

治疗过程：令患者两手扶物，两足站立，左足在前，右足在后，右大腿伸直显露出委中穴，叫助手用手掌按压委中穴上 3 寸左右（压迫阻止血液往下冲出），消毒局部，用三棱针点刺委中穴显露的静脉，出血 2mL 左右，立即用纱布或棉签按压施术的针口止血，治疗结束。放血后嘱患者行走、弯腰、前弯后仰，疼痛明显减轻，第 4～5 腰椎压痛基本消失。

第 2 天二诊：经昨日放血，病痛除，腰部活动自如。

【按语】委中穴名最早见于《灵枢·本输》，属足太阳膀胱经之下合穴，别名血郄、委中央，有通经活络、祛风利湿、强健腰膝、凉血、泄热之功。本穴位置在腘窝横纹中央，当股二头肌腱与半腱肌肌腱的中间，俯卧取之。主治腰腿痛、腘筋挛急、下肢痿痹、中风、偏瘫、腹痛、吐泻、痔疮出血、感冒、发热汗不出等。历代医家诊治腰痛的经验是"腰背委中求"，结合中医学的经络学说，委中为足太阳膀胱经穴位，膀胱经的两支循行均夹脊贯腰臀，一支沿棘突旁开 1.5 寸向下循行，一支沿棘突旁开 3 寸循行，左右四支网络整个腰背，腰部扭伤之肌肉痉挛凸起及压痛点大部分位于膀胱经上，经络不通，不通则痛。今委中穴点刺放血，以宣通痹阻，通经活络，气血运行通畅，通则不痛，故腰部疼痛消失。

年 谱

1934 年 5 月，出生于广西壮族自治区玉林县（现玉林市）。

1952 年，考入广西壮族自治区玉林县初级中学。

1956 年，加入中国共产党，同年考入广西南宁中医学校。

1961 年，跟师当代著名针灸学大师朱琏学习。同年被评为优秀共产党员。

1964 年，赴北京参加卫生部举办的出国人员针灸进修班。

1966 年，在南宁郊区参与巡回医疗。同年董必武亲笔题词赠送"四海翻腾革命潮，帝修顽反恨朝朝，妄伸螳臂当车去，被碾成泥便作桥"。

1968 年，当选南宁市针灸门诊部革命委员会委员。

1969 年，任广西中医学院（现广西中医药大学）针灸教研组组长、针灸教研室主任。

1973 年，发表论文"针刺治疗血小板减少、皮下出血 1 例"。

1976 年，参加中国援助尼日尔共和国第一批医疗队。

1978 年，参加中医学会成立大会、全国针灸临床座谈会。同年当选为中华中医药学会广西分会广西针灸学（组）主任委员。

1979 年，当选中国针灸学会委员，同年当选中华中医药学会广西分会常务理事。发表论文"银针传友谊"。获广西中医学院优秀共产党员及区直属党委优秀共产党员称号。

1980 年，参加全国针灸学术交流会及全国针灸临床现场交流会。同年任广西中医学院学术委员会委员。

1981 年，任《广西医学》编委、《广西中医药》常务编委。

1983 年，获少数民族地区科技工作者荣誉证书。

1984 年，参加第二届全国针灸、针麻学术讨论会。同年参加中国援助尼日尔共和国第二批医疗队。

1985 年，参编《现代针灸医案选》，发表论文"谈谈'针感'""指针临床应用举隅"。

1986 年，当选中国针灸学会第二届理事。参加中国援助尼日尔共和国第五批医疗队。同年获少数民族地区科技工作者荣誉证书。

1987 年，参加特色针法、灸法学术交流会，"针灸治疗感冒 31 例临床观察"获中华中医药学会广西分会优秀论文奖。

1988 年，任广西针灸学会第一届委员会副会长，发表论文"同名经相应交叉取穴法治疗腕踝关节软组织扭伤 49 例"。

1989 年，任中国针灸学会针灸专家讲师团副教授，"经络辨证取穴治疗头痛 83 例"获广西壮族自治区科学技术协会优秀论文三等奖。

1990 年，出版专著《手掌与疾病——疾病预测与最佳治疗时间选择》，被广西壮族自治区科学技术协会评为学会工作积极分子。

1991 年，参加国际针法、灸法现场交流会。其临证验案入选《针灸临证指南》《中国当代针灸名家医案》等著作。同年获中华中医药学会广西分会荣誉证书和广西中医学院三等奖。

1992 年，参加中南、西南区针灸学术交流会。发表论文"针刺人中穴治疗急性腰扭伤 32 例""针灸处方用穴规律研究概述"。同年获广西中医学院优秀共产党员、先进工作者称号。

1993 年，在全国针灸教育研究会第一次学术交流会上宣讲"我对针灸后期教学的体会"，发表论文"针灸师培训刍议"。

1993 年，完成中国援尼日尔共和国医疗任务，获卫生部颁发的荣誉证书。获广西中医学院优秀共产党员、先进工作者称号。

1994 年，在《针灸杂志》（外文版）发表论文"针刺养老穴治疗落枕 75 例临床观察"。

2003 年，获评为广西名老中医。

2005 年，发表论文"穴位注射防治感冒 72 例"。

2006 年，发表论文"学习朱琏老师针刺手法的体会"。

2008 年，参加中国著名法制学家陶希晋铜像暨生平陈列馆揭幕仪式，并撰文"永远难忘陶希晋老前辈的教导"，收入由中国法学会董必武法学思想研究会编印的《缅怀陶希晋》一书。同年参加广西针灸学会举办的中国当代针灸专家朱琏针灸学术思想研讨会。

2009 年，为纪念朱琏诞辰 100 周年撰写纪念文章 4 篇。

2011 年，在第十一届国际手法医学与传统疗法学术会议上演讲"指针疗法与自我保健"，先后被广西电视台、《南国健报》、健康生活频道等多家媒体报道。同年任广西针灸学会名誉会长。

2012 年，获"妙手回春，医德高尚""银针治病，妙手回春"等多面锦旗。《玉林日报》做了"银针扎下全世爱——记广西名老中医、针灸专家王登旗教授"的专题报道。

2013 年 9 月，在第十二届国际手法医学与传统疗法学术会议上演讲"治神与守神在临床上的应用"。